没有戒不掉的烟

——科学戒烟八周之旅

Evidence-based Smoking Cessation：Quit for Good

主编 ◎ 廖艳辉

主审 ◎ 唐劲松

助理 ◎ 刘宇航　王楚东

王云飞　武真真

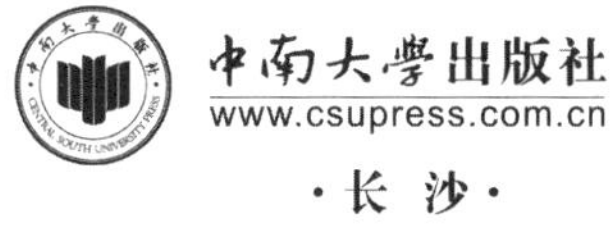

·长 沙·

主编简介

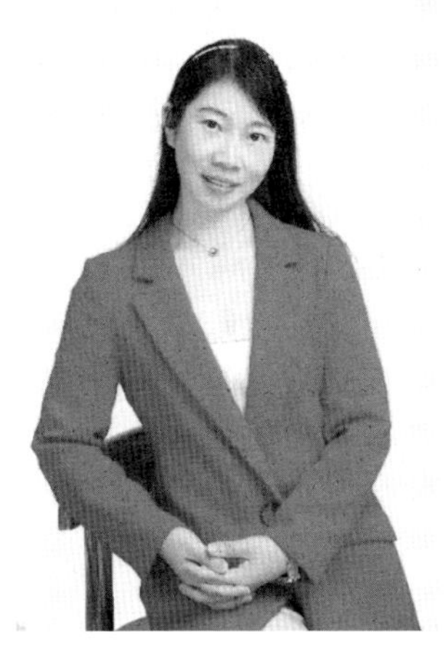

廖艳辉，女，1981 年出生于湖南浏阳，医学博士，精神科医师，研究员，博士生导师，浙江大学“百人计划(临床医学)”，短信戒烟(“快乐戒烟，Happy Quit”)研究项目负责人。主要从事物质成瘾(包括烟、酒、毒品)的病理生理机制研究和临床治疗工作。目前最主要的研究是戒烟，包括短信戒烟、微信戒烟(“我们聊天、我们戒烟，WeChat WeQuit”)、认知行为治疗(CBT)、正念认知行为治疗帮助戒烟。

读博期间在芝加哥大学和剑桥大学留学。2010 年博士毕业后留在中南大学湘雅二医院工作。2014—2015 年在霍普金斯大学公共卫生学院全球控烟研究所学习。2015—2017 年在加州大学洛杉矶分校做博士后工作，工作内容主要包括尼古丁成瘾的分子影像学研究、正念学习与应用。2017—2019 年回到中南大学湘雅二医院工作。目前在浙江大学医学院附属邵逸夫医院精神卫生科工作。

以第一/通讯作者身份发表 30 多篇论文，包括 20 多篇英文论文，其中 3 篇 SCI 论文影响因子超过 10 分。荣获全国优秀博士学位论文提名奖、国家发明 1 项。主持 8 个课题项目，包括：国家自然科学基金 2 项，美国中华医学会(CMB)课题 1 项，2017 年荣获全球竞争性戒烟项目“The Global Research Awards for Nicotine Dependence (GRAND)”。兼任中国医师协会精神科医师分会青年委员副主任、中华医学会心身医学分会成瘾学组学术秘书、《国际精神病学杂志》青年编委、Asian College of Neuropsychopharmacology 成员。

主审简介

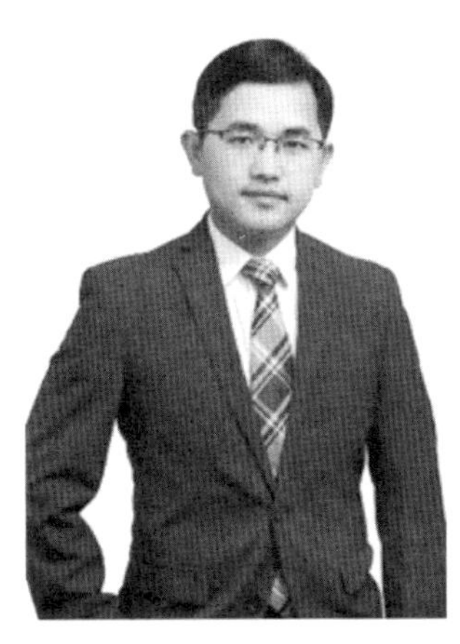

唐劲松，男，湖南永州人，医学博士，精神科副主任医师，研究员，博士生导师，浙江大学“百人计划(临床医学)”，湖南省高层次卫生人才“225”工程培养对象(学科带头人)。目前在浙江大学医学院附属邵逸夫医院精神科工作。读博期间留学美国芝加哥大学；美国国立精神卫生研究院(NIMH)访问学者；美国加州大学洛杉矶分校博士后。长期以来，主要从事精神疾病的早期干预和个体化治疗研究，运用生物信息学、遗传、神经影像和精神药理学方法，研究精神疾病的发病机制，开发个体化的治疗方法。

主持国家自然科学基金项目3

项，发表 SCI 论文 50 多篇（其中第一作者或通讯作者 40 余篇），总引用次数超过 1000 次，获国家专利 2 项。兼任中华医学会精神医学分会精准医学研究协作组副组长、中国神经科学学会学习记忆基础与临床分会委员、中国药物滥用防治协会成瘾医学分会委员、*Scientific Reports* 杂志编委、*Journal of Psychiatry and Brain Science* 执行主编。

序一

多数吸烟者都知道吸烟是有害健康的，但就是戒不掉，这是“明知有害却欲罢不能”。吸烟成瘾是一种失控状态，不吸烟很难受，难受的主要原因是因为有“戒断症状”。如何才能成功戒烟？很多人都不知道吸烟、饮酒等成瘾行为是可以治疗的，因此多数人戒烟都是“干戒”，没有得到专业的指导，因而戒烟成功率很低。

《没有戒不掉的烟——科学戒烟八周之旅》是我国第一本基于认知行为理论(CBT)编写的戒烟手册。这本书的重点在于指导吸烟者如何科学地戒烟，提供了许多帮助吸烟者戒烟的技巧，比如坚定戒烟的动机、强化戒烟的社会支持、识别和应对触发吸烟的因素、应对戒烟常见的挑战(如何应对戒断症状和体重增加)等。这些技能可以应用于从准备戒烟到戒烟，再到预防复吸的戒烟全过程。想要戒烟或者正在戒烟的烟民朋友们可以在戒烟的过程中随时查阅，获得指导，以达到长期戒烟的目的。

郝　伟
中国药物滥用防治协会会长

序二

作为一名从医近40年的胸外科医生，我深刻地感受到了控烟对于肺癌防治工作的重要性。自20世纪90年代以来，我就一直在倡导控烟立法与戒烟干预，并一直在进行相关的科普宣教工作。很多中老年烟民朋友反映戒烟很难，总是戒了一段时间后又复吸，然后再戒、再复吸。其实，如果有戒烟门诊或者戒烟热线的帮助，有戒烟医生和护士科学规范的指导，成功戒烟并非难事。只是目前能提供科学戒烟指导的医疗机构并不多，很多烟民朋友都是“干戒”，导致戒烟成功率很低。

《没有戒不掉的烟——科学戒烟八周之旅》一书是由廖艳辉博士根据多年的临床经验，结合全球最新的戒烟干预研究数据而撰写的戒烟自助手册。编写该书的主要目的是让想戒烟的朋友们了解戒烟相关的知识、掌握各种戒烟策略，从而进行科学有效的戒烟。该书内容全面，通俗易懂，烟民朋友可以在戒烟医生的指导下学习，也可以自学。该书按戒烟的时间顺序编写，包括戒烟前的准备，戒烟日的选择，戒烟日当天的准备和戒烟后如何预防复吸等。您可以通过此书更好地做好戒烟准备，更好地了解戒烟过程中可能面临的各种问题和应对方式，以增强戒烟的信心，提高戒烟成功率。

祝愿您早日成功戒烟，远离烟草，回归健康的生活！

支修益

中国控制吸烟协会副会长

目录

绪　言

这是一本由戒烟医生根据多年的临床经验并结合全球最新的戒烟干预研究数据而撰写的戒烟手册，旨在帮助您将吸烟行为改变为不吸烟行为，从而达到永久戒烟的目的。这本戒烟手册的绝大部分内容是您戒烟过程中需要学习的，这些内容能够帮助您彻底戒烟。

您曾经有过多少次戒烟经历？在戒烟的过程中，您可能会发现有些方法适合自己，而有些方法并不适合自己，本手册将通过了解您的生活方式、您的选择、您的优势和弱势，从而帮助您寻找到最适合自己的戒烟方式。

这本书将给您提供戒烟相关的知识和各种戒烟策略。通过学习本手册，您将会寻找到最适合自己的戒烟方式，以帮助您应对戒烟过程中的各种困难，从而保持长期戒烟状态。本手册不仅可以帮助您提高成功戒烟的可能性，也可以帮助您增强在其他方面获得成功改变的信心。

由于本手册是根据真实的临床研究和临床经验编写的，您会发现在本手册的第 179 页列出了一些参考文献。这些参考文献是全球各地的戒烟医生和戒烟相关科学家多年的经验总结，希望这些参考文献可以增强您戒烟的信心。

本手册涉及的内容将贯穿您戒烟的整个过程，从准备戒烟，到戒烟日，再到戒烟后长期维持不吸烟身份。戒烟过程被具体细分为八周，每一周的内容各不相同。第一周为增强自我意识；第二周为现在开始戒烟；第三周为应对压力；第四周为戒烟日；第五周为戒断症状；第六周为体重问题；第七周为预防复吸；第八周为维持不吸烟身份。戒烟前重点学习第一周至第三周的内容，戒烟日及前后几天重点学习第四周的内容，戒烟后重点学习第五周至第八周的内容。本手册的学习进度有较大的自主性和自由性，您可以随时学习后面或复习前面几周的内容。

在您正式进入戒烟准备前，请先了解以下几方面的内容：

- 吸烟的危害。
- 为什么戒烟很困难？因为吸烟是一种成瘾。
- 为什么您需要科学的戒烟指导？因为成瘾需要科学的治疗方法。
- 如何使用这本书？

吸烟的危害

1. 烟草使用是世界上导致可预防性死亡与疾病的最主要原因。

2. 据 2018 年世界卫生组织（WHO）统计，烟草每年使世界上 800 万人失去生命，其中有 700 多万人源于直接使用烟草，有大约 120 万人属于接触二手烟雾的非吸烟者。在 2025 年前，该数字可能上升至每年 1000 万。在我国，吸烟所致死亡人数占总死亡人数的 7.9%[1]。

3. 根据发表在《柳叶刀》上的 2017 全球疾病负担研究（GBD）报道：全球死亡人数的一半是由四大风险因素导致的——高血压、吸烟、高血糖和高体重指数（BMI），其中吸烟导致了 710 万人死亡。烟草使用和吸二手烟是非传染病(如心脏病、癌症、肺病或呼吸道疾病等)的主要危险因素。

4. 在我国30~44岁死于心血管疾病的男性中，46%与吸烟有关。仅2005年这一年，吸烟就导致了673 000名40岁及40岁以上中国人过早死亡，其中男性居多。男性吸烟相关的死亡主要由肺癌引起，而女性则主要由慢性阻塞性肺疾病(COPD)引起[2]。

5. 根据WHO报道，全球因肺癌死亡的男性中的近80%、因肺癌死亡的女性中的50%、因肺癌死亡的总人数中的70%是由吸烟引起的。当前吸烟者的死亡率比从未吸烟者高2~3倍[3]。下面将具体介绍吸烟及其相关疾病的风险。

6. 癌症风险

A. 吸烟者比终生不吸烟者罹患肺癌死亡的风险高10倍[美国卫生与公众服务部(USDHHS)，1989年]。

B. 吸烟与患癌症(特别是肺癌)的风险增加呈现非常强烈的“剂量依赖性”关系，即吸烟量越大，癌症风险越高。

C. 随着戒烟时间的延长，肺癌的患病风险逐渐降低(USDHHS，1989)。

D. 减量吸烟在降低肺癌风险方面的效果并不明显，可能是因为吸烟相关癌症的产生是长时间吸烟的生物效应导致的。

E. 来自英国剑桥大学韦尔科姆基金会桑格学院研究所和美国洛斯阿拉莫斯国家实验室的研究人员和他们的合作者于2016年底在《科学》(*Science*)杂志(科学界影响力最高的杂志之一)上发表了一篇论文[4]，测量了吸烟在人体不同器官中导致的灾难性遗传损伤，鉴定出了吸烟导致DNA突变的几种不同机制。他们发现，对于每天吸一包烟的吸烟者而言，这些吸烟者的每个肺细胞平均每年积累着150个额外突变。这些突变代表着引发一系列最终能够导致癌症产生的遗传变化的单个的、潜在的突变起始点。任何一个癌细胞内的突变数量在不同人之间都会存在差异，但是这项研究显示，吸烟可以导致额外的突变负荷，这就解释了为什么吸烟者的肺癌患病风险如此之高。

7. 心脑血管疾病风险

A. 吸烟者比不吸烟者出现心肌梗死（即心脏病发作）和其他心脑血管相关疾病（如中风、动脉粥样硬化和主动脉瘤）的风险高一倍以上。

B. 根据 WHO 和中国疾病预防控制中心（CDC）的数据，全球每年约 1770 万人死于心脑血管疾病，占总死亡人数的 31%。其中 10% 的心脑血管病死亡和 12% 的心脏病死亡归因于吸烟和二手烟暴露。

C. 在我国，心脑血管疾病引起的死亡人数占总死亡人数的 40% 以上。在 30～44 岁死于心血管病的男性中，46% 与烟草使用有关。以冠心病为例，吸烟者患冠心病的风险大约是非吸烟者的 2.2 倍，哪怕每天只吸一支烟也会使男性患冠心病的风险增加 74%，女性增加 119%。

D. 吸烟也会导致脑血管和颈部动脉的损害，增加中风的风险，吸烟者发生中风的风险为非吸烟者的 1.5 倍。

E. 对北京市某医院 456 例急性心肌梗死患者 5 年吸烟情况及戒烟现状的调查发现，吸烟患者急性心肌梗死的平均发病年龄较戒烟组和从不吸烟组提前约 16 年[5]。

F. 二手烟同样会增加患心脑血管疾病的风险。短暂暴露于二手烟也可导致心脏病急性发作，导致冠心病的风险增加 25%～30%，导致中风的风险增加 20%～30%。

G. 吸烟引起癌症患病风险的增加是一个缓慢的过程。但是，吸烟引起心脑血管疾病风险的增加是相当突然的。每天吸几支烟和每天吸一包烟所增加的患心脏病的死亡风险几乎同样高[6]。

H. 由吸烟导致的患心脏病的风险增加会在戒烟几年内消失。也就是说，戒烟几年者患心脏病的风险和终生不吸烟者几乎相当。

I. 减量吸烟不会降低因吸烟导致的心血管疾病风险。

8. 呼吸系统疾病风险

A. 吸烟相关的呼吸系统疾病所致死亡主要是由于慢性阻塞性肺疾病(COPD)引起的。但吸烟还会增加下呼吸道感染、哮喘、肺炎、肺气肿和其他慢性呼吸道疾病等的风险[7]。死于吸烟相关的呼吸系统疾病的人数和死于吸烟相关的心脏病的人数相当。

B. COPD、肺癌、哮喘和肺结核是由吸烟引起或导致恶化的常见的呼吸系统疾病。

C. 在没有出现COPD早期症状或处于早期症状阶段时戒烟,可以相当快地改善肺功能。即使有重度吸烟史、年龄较大、基线肺功能差或气道高反应性者,戒烟仍可改善症状[8]。

D. 只是减少而没有完全停止吸烟,并不会改善肺功能。

9. 精神疾病风险

A. 与不吸烟者相比,吸烟者更容易出现睡眠障碍[9]。

B. 吸烟(烟草依赖)是精神疾病和成瘾性疾病患者死亡的主要原因[10]。

C. 每天都吸烟者比不吸烟者罹患重型精神疾病(主要是精神分裂症)的风险更高,而且可能导致发病年龄提前约1年。患有精神疾病者吸烟的可能性是其他人的2倍,并且可能在戒烟时遇到更大的困难[11, 12]。

D. 无论是伴有或不伴有精神疾病的吸烟者,戒烟均可以减少抑郁和焦虑情绪、缓解压力、提升积极的情绪并改善生活质量[13]。

10. 其他疾病的风险

A. 吸烟对生育健康有很大的影响,对于男性而言,香烟烟雾中含有诱导染色体非整倍性变性的化学物质,这些化学物质可以到达男性生殖系统,增加某些染色体的非整倍性风险[14],导致人类精子中的氧化性DNA损伤增多并降低精液质量。且吸烟时间越长，畸形精子越多。随着正常精子数目的不断减少，精子活动力也会相应减弱。对女性而言，妊娠期吸烟会危害胎儿，导致出现低出生体重和其他母婴健康问题的风险增加，也会增加自然流产和婴儿猝死综合征的风险。

B. 吸烟还会使更年期提前，并易导致月经量更大和痛经时间更长等情况。

C. 吸烟会导致面部皱纹增多、降低骨骼密度和延迟伤口愈合。

D. WHO 相关数据显示，吸烟可引起 2 型糖尿病患者的并发症。

E. 吸烟可增加患某些传染病的风险，如结核病和肺炎等。全球约 20% 的结核发病与吸烟有关。2010—2050 年期间，全世界将约有 4000 万吸烟的结核病患者死亡。吸烟也会增加患传染病后（如新冠肺炎）住院和死亡的风险。

F. 吸烟导致每年有很多人死于火灾或交通事故。日本一项时间跨度长达 20 年的随访研究发现，每天吸烟超过 20 支和不到 20 支的男性死于交通事故的概率分别是不吸烟男性的 1.54 倍和 1.32 倍[15]。

鉴于吸烟带来的严重健康风险，吸烟者为什么还要继续吸烟呢？下面将讨论吸烟者为什么往往戒烟失败或难以戒烟。

为什么戒烟很困难？因为吸烟是一种成瘾

1. 戒烟是一个艰难而复杂的过程。马克·吐温（Mark Twain）曾幽默地道出戒烟之难：“戒烟很容易：我已经戒了几千次（‘Quitting smoking is easy：I’ve done it thousands of times’）。”

2. 研究发现，在没有医疗干预(自行戒烟)的情况下，只有不到2%的吸烟者可以成功戒烟(戒烟时间达到24周)。

3. 接受短信干预的戒烟者中也只有大约6%的人可以成功戒烟[16]。

4. 根据美国疾病控制和预防中心的报道，超过95%的自行戒烟者在一年内复吸。因此，吸烟者需要专业帮助以增加成功戒烟的概率。

5. 一项对戒烟者每6个月进行一次、长达3年的调查发现，在成功戒烟前(戒烟超过1年)，戒烟者的平均戒烟次数高达30次，远比我们估计的次数多[17]。

6. 绝大多数吸烟者在成功戒烟前有很多次戒烟失败的经验，然而过去戒烟失败的经验并不能预测将来戒烟成功的概率。

7. 事实上，戒烟失败过很多次的人比初次尝试戒烟的人更可能成功戒烟。

下面介绍一项关于戒烟失败原因的大样本调查研究[18]，该研究调查了12969位吸烟者，其中12633(97.4%)位参与者想要戒烟。12708(98%)位参与者已接受某种形式的戒烟建议。81.6%的人曾尝试过戒烟药物治疗。戒烟失败的主要原因依次为：尼古丁依赖(1965人，15.2%)，未知原因(1622人，12.5%)，朋友/同伴压力(1554人，12%)，家庭相关焦虑(771人，5.9%)，工作相关焦虑(681人，5.3%)，情绪变化(390人，3%)和体重增加(82人，0.6%)。

或许这是您第一次尝试戒烟，或许您曾经尝试过戒烟，可能之前成功戒烟达一周、一月或一年，但是由于种种原因，您再次吸烟成瘾了。您可以从上面的一些数据发现，对绝大多数人来说，戒烟相当不容易，戒烟失败是常见的情况，而并非特例。

然而从某种程度来说，戒烟还是相对容易的，相比酒精成瘾或其他非法成瘾物质成瘾（例如：冰毒、K 粉、海洛因），尼古丁成瘾对大脑判断力的损害小很多，这样的话，您可以更容易把精力集中在戒烟这一目标，无需家人绑着您住进医院强制戒烟。但是，从另一方面来说，戒烟比戒除任何其他成瘾物质都要难。为什么呢？这主要是因为与酒或毒品相比，香烟非常容易获得（即使手头没有烟，大街小巷也都可以买到，还会经常碰到递烟给您的人，而且在很多地方都可以抽烟）。虽然现在越来越多的公共场所已经实施禁烟令（例如：无烟餐馆、无烟公交车、无烟医院等），但是吸烟行为还是深深地融入了吸烟者的日常生活：走向公交车站的路上吸烟、打电话的时候吸烟、微信聊天的时候吸烟、散步的时候吸烟、和朋友闲聊的时候吸烟、做生意的时候吸烟、吃完饭以后吸烟、喝酒的时候吸烟……香烟是如此地容易获得、吸烟是如此的常见，这让人产生了一种错觉：吸烟是生活中必需的部分。

戒烟困难的另外一个原因是吸烟者对戒烟过程认识不足。虽然每个人的戒烟过程不完全一样，但是戒烟过程中的生理和心理反应规律是基本一样的。了解了吸烟是一种成瘾行为，知道戒烟过程中会出现哪些心理和生理上需要面对和克服的困难，戒烟可以做到事半功倍。总的来说，当您对戒烟知识（包括戒烟过程中的生理、情感、认知体验等）有了更多的了解，并制订出了更好的戒烟计划，您会更有可能克服戒烟过程中出现的困难，更有机会成功戒烟。建议您“做最好的计划、最坏的打算”。

对于之前戒烟失败的人来说，往往希望知道为什么戒烟如此之难，如何才能永久性戒烟？下面将介绍为什么您需要科学的戒烟指导，读完以下内容，您就能明白为什么绝大多数人，特别是自行戒烟者，往往会戒烟失败。

为什么您需要科学的戒烟指导?
因为成瘾需要科学的治疗方法

下面将介绍一些专业知识,以帮助您了解为什么大多数人戒烟会失败和为什么您需要科学的戒烟指导。如果您没有完全理解下面的知识,请别担心,这不会影响您接受戒烟指导。

戒烟有很多方式,然而不是所有的方式都能帮助您成功戒烟。有的戒烟干预主要是针对尼古丁的躯体依赖,有的则主要是针对心理依赖。但总体上,科学的戒烟干预可以更大程度地提高戒烟成功率。研究发现,尼古丁是所有成瘾物质中成瘾性最强的一种。表 1 显示,尼古丁产生终生依赖的风险为 31.9%,远远高于排名第二的海洛因(23.1%)。目前广泛滥用的甲基苯丙胺类兴奋剂,如“冰毒”,产生终生依赖的风险为 11.2%,也远低于尼古丁[19]。因此,吸烟产生依赖的风险比任何其他成瘾物质产生依赖的风险都要高。

表 1 终生依赖的风险(lifetime risk of dependence)[19]

成瘾物质	终生依赖的风险 (至少尝试过一次)
尼古丁	31.9%
酒精	15.4%
其他物质	14.7%
大麻	9.1%
可卡因	16.7%

续表

成瘾物质	终生依赖的风险（至少尝试过一次）
兴奋剂（如甲基苯丙胺，俗称“冰毒”）	11.2%
抗焦虑镇静催眠药	9.2%
止痛药	7.5%
致幻剂（如氯胺酮，俗称“K 粉”）	4.9%
海洛因	23.1%
吸入剂	3.7%

和其他任何成瘾物质的依赖者一样，尼古丁依赖者对香烟的需求和维持包括药理作用因素和非药理作用因素。最重要的药理作用因素是尼古丁本身——烟草中关键的精神活性成分。非药理因素有很多，大部分为摄入尼古丁（通过吸烟）过程中相伴随的刺激因素，这些刺激包括点燃香烟的视觉和气味，最喜欢的吸烟场所如沙发椅，或饭后、饮酒等伴随活动。有效的戒烟治疗需要同时处理这两个因素。

一、尼古丁的药理作用因素

尼古丁是香烟中最关键的物质，正是它导致了许多人难以维持长期戒烟状态。尼古丁具有强化作用，既能增加正性情绪，又能减少负性情绪，还可以改善吸烟者的注意力和操作能力。尼古丁的关键影响在于吸烟时可以产生令人愉快的精神活性效应，从而导致依赖/成瘾，但尼古丁本身不是危害健康、导致疾病的直接因素。

吸烟摄入的尼古丁会被人体快速吸收，烟雾中的尼古丁可以在不到 20 秒的时间内迅速将尼古丁输送到大脑。而医疗用途的尼古丁，如用于戒烟治疗的尼古丁贴剂并不会导致成瘾，因为这种方式提供尼古丁的速度较慢，尼古丁到大脑后通常需要几分钟甚至几小时才能达到最高水平。吸烟会将尼古丁直接带到肺部和旁路静脉(即心血管系统的静脉分支)。在肺部，尼古丁通过肺泡吸收进入含氧血液，分布于整个动脉分支的心血管系统，大脑是第一个到达的部位。这就解释了为什么尼古丁含量更低的香烟品牌，甚至新的低剂量的电子烟也不足以阻止人们对其上瘾。

吸烟导致频繁的尼古丁摄入。吸一支烟通常表现为多次反复抽吸，平均每分钟吸烟 2 次左右，每支香烟被反复抽吸 10 ~ 12 次。一个典型的吸烟者(每天 1 包，20 支)每天抽吸 200 次，每年则抽吸 70000 次。世界上没有任何其他成瘾物质有如此高的使用频率。尼古丁如此高频率地进入大脑，很容易导致上瘾，并且极难停止。吸烟相关线索刺激(如点燃香烟的行为)都可能成为吸烟的强烈促动因素。这些刺激是导致烟草依赖的非药理因素的关键。想要成功戒烟，同样需要处理这些因素。

吸烟者可灵活掌握尼古丁摄入的时间和数量。吸烟者还可以在很大程度上控制剂量——可以根据吸入烟雾的深度，一根接着一根地吸，或甚至一口接一口地吸。根据摄入剂量的不同，尼古丁可以对吸烟者的情绪和行为产生不同的影响。处理这种吸烟时简单、快速、灵活的尼古丁摄入问题，是戒烟治疗的关键挑战。

(二)非药理作用因素

恰当地处理吸烟相关的感官刺激，可以提高戒烟成功的可能性。每次吸烟，在吸入烟草烟雾的药理成分时，吸烟者也会看到点燃的香烟、闻并尝到烟味、感觉呼吸道和肺部的烟雾等。每天吸 1 包烟的人每年有大约 70000 次抽吸。每一次抽吸，这些感官刺激都会与尼古丁摄入的作用产生关联(产生令人愉快的精神活性效应)。由于这种关联，吸烟的感官刺激可以起到正性强化的作用。当吸烟者处于无法吸烟的环境中时会非常想念这些感官刺激。因此，每次戒烟期间，即使提供戒烟药物也难以消除对这些感官刺激的想念或渴求。

任何最初的中性刺激都可以通过与使用成瘾物质引起的强烈的愉悦效果相关联，从而变成令人感到愉悦的正性刺激。一旦发生这种情况，这些刺激就是吸烟等行为的条件强化剂，在戒烟过程中需要处理这些吸烟相关的感官刺激和行为。这些行为包括点燃打火机、吸烟的视觉、嗅觉和味觉等，它们被称为线索刺激。最近的研究结果表明尼古丁本身以外的感官刺激是戒烟的关键因素之一。

对于戒烟来说，感官刺激对吸烟的影响至少有两个重要的方面：

1. 因为这些感官刺激对吸烟有很重要的强化作用，戒烟时，除了禁止尼古丁摄入（禁止吸烟）以外，同时需要消除这些条件强化作用。虽然有一些替代品，如手指饼干、黄瓜条等，可以模仿部分感官刺激，但是没有任何替代品可以模拟所有吸烟相关的感觉刺激。这也就是需要其他认知和行为应对策略的原因。

2. 单独使用尼古丁替代品远不如吸烟时尼古丁的增强效果，采用尼古丁替代疗法（目前推荐的一线药物治疗方法）并不能完全“取代”吸烟者吸烟时获得的强化作用。

环境因素也对戒烟有影响。对于一个特定的吸烟者来说，他可能反复在某些地方或情境中（吸烟环境）吸烟，而在其他地方或情境中则不吸烟。可以有很多种原因导致吸烟行为与特定的环境因素联系起来，最突出的环境因素主要是那些不会限制吸烟行为的环境，或者在摄入其他成瘾物质或食物等时，使吸烟变得更加愉快。例如，尼古丁可以缓和酒精的镇静作用；吸烟可以增强饭后的饱腹感；吸烟可能增加工作任务时的注意力；吸烟用于应对或消磨时间。也有很多种原因导致特定的环境下不吸烟。例如，受到法律限制时，如高铁上、无烟医院、无烟餐厅等；社会习俗不允许吸烟的场合，如有孕妇或孩子在场时、运动过程中身体不便吸烟时等。

如果反复将特定情境和吸烟连接起来，吸烟者可能会期待在这些情境中吸烟，且在这些情境下特别能体验到吸烟所带来的愉悦感，从而增加对吸烟的渴望，导致点燃一支烟的可能性增加。因此，处于这些环境可能会导致吸烟者更频繁地吸烟。而当吸烟者处于这些环境中又不能吸烟时，则会产生强烈的吸烟冲动。这种冲动和渴求，戒烟后数周、数月甚至数年都存在。这些吸烟的冲动增加了戒烟者再次吸烟的可能性。因此，这些吸烟相关的特定情境被视为引起强烈吸烟欲望的触发因素，这些特定情境则被称为高危情境。

相反，反复暴露于不吸烟相关的特定情境，可以减少吸烟冲动，减少戒烟者再次吸烟的可能性。在制订戒烟计划时，需要确定这些特定的情境，以便了解可能出现的情况。哪些情境可能会“触发”吸烟，哪些情境则可以避免吸烟。意识到这些情况将有助于学习应对高危情境的替代方法。应对的原则是：避免或限制触发吸烟的环境，增加暴露于不吸烟环境的机会。

三、吸烟对情绪、行为和生理的影响

吸烟对情绪、行为和生理都会产生影响，这些影响主要源于尼古丁对大脑中神经递质活性的影响。

吸烟能增强积极情绪吗?

吸烟者经常声称吸烟会令人心情愉快。虽然尼古丁是烟草中引起心情愉快的主要精神活性成分，但是它对这些特定情绪的影响其实难以完全确定。如果对这些情绪有影响的话，它是如何影响人们开始吸烟和维持吸烟（烟草依赖）的至今仍不清楚。当存在尼古丁依赖的吸烟者最近没有吸烟时，吸烟后可以快速和清晰地体验到情绪的改善。这使得人们产生了一种错误的认知：吸烟增强了积极情绪，吸烟让人感到愉悦。其实，这主要是因为吸烟缓解了戒断症状所以才有这种体验。

吸烟能减轻负性情绪吗?

吸烟一方面是为了提升积极情绪，另一方面是缓解了尼古丁戒断带来的负性情绪。存在尼古丁依赖的吸烟者在戒烟时一般都会经历戒断症状，而还没有形成尼古丁依赖的青少年吸烟者一般不会经历戒断症状。这就是为什么青少年吸烟者可以一天只吸几支烟或甚至几天吸一支烟都没问题的原因。因此，吸烟者不能将吸烟作为应对负性情绪和压力的方式。采取有效的、替代的、健康的策略来应对负性情绪，有助于戒烟。

吸烟可以提高工作效率吗?

很多吸烟者认为吸烟能提高注意力，从而提升完成任务的能力。其实对吸烟者来说，吸烟对这些行为并没有明显的影响。其主要原因是，吸烟者在停止吸烟期间会出现认知功能减退，而在恢复吸烟时会恢复认知功能水平。这样就造成了一个假象：吸烟可以改善认知功能，从而提高工作效率。

吸烟可以减肥吗?

在短期内，尼古丁会增加能量消耗，并可能降低食欲，这可以解释为什么吸烟者的体重往往低于不吸烟者，以及为什么戒烟常常伴随体重增加。然而，重度吸烟者往往比轻度吸烟者或不吸烟者体重更重，这可能是其有助于体重增加的危险行为所致（例如，身体活动过少、不良饮食）。戒烟通常会增加体重，吸烟与体重之间的反比关系是戒烟的一个强大障碍。总体上，吸烟者和不吸烟者之间的体重差异大约为 5 公斤，这个重量也是大多数吸烟者戒烟后体重增加的重量，正确地认识和对待体重问题，有助于彻底戒烟。

对大多数吸烟者来说，吸烟是一种成瘾（尼古丁成瘾，或尼古丁依赖）；对所有吸烟者来说，吸烟也是一种习惯或行为方式。改变一种习惯或行为方式是非常艰难的事情。如果您曾经有过成功戒烟一段时间的经历，某些原因导致您又重新开始吸烟，请不要失去信心，这种情况很常见。有效的戒烟干预会帮助您处理复吸的情况，这种方法可以很大程度地增加彻底戒烟的可能性。这本书会详细地、一步一步地指导您如何科学地、有效地戒烟。"戒烟"这一行为只需要花一天的时间就可以完成，避免再吸烟却需要花很长的时间来完成。

如何使用这本书

这本手册将贯穿您戒烟的整个过程，从准备戒烟，到戒烟日，再到戒烟后处理戒断症状和保持不吸烟状态等。本书会一步一步地为您提供戒烟指导，以更好地帮助您科学地、彻底地戒烟。手册内容按周安排，您可以根据自己的进度调整每周的内容。例如，您可以从周一开始，在一周内完成本周的学习内容。您每周只需要花 30 ~ 60 分钟的时间学习。需要强调的是，您需要非常认真地学习，而非像读小说似的一扫而过。当然您也可以随时复习之前学过的内容或学习之后的内容，例如在第三周的时候，复习第一、二周的内容，或学习第四、五周的内容都是可以的。

您最迟可以从第四周的第一天开始戒烟。也就是说，您有三周的准备时间。或许您没有想到会有这么长的准备时间，但这个准备时间的长度建立在最大程度地帮助您彻底戒烟的基础上。正如马拉松运动员不可能在整个比赛中都跑得很快一样，遵循适当的速度就更可能获得成功。如果您选择"突然戒烟（Cold

Turkey)”，或者同时借助戒烟药物，您的准备时间可能更短一些。但是也建议您的准备时间不要短于一周，因为大量的研究发现，比较理想的戒烟准备时间是一周至一个月。

这本手册包括八周的内容，通过对本书的学习您每周都会重新了解自己的行为方式和习惯，这样您会更深入地了解自己的生活方式。虽然吸烟者有很多共同点，但每个人都有自己的个性风格、吸烟和戒烟的原因。此手册每周的目标分别是：第一周“增强自我意识”；第二周“现在开始戒烟”；第三周“应对压力”；第四周“戒烟日”；第五周“戒断症状”；第六周“体重问题”；第七周“预防复吸”；第八周“维持不吸烟身份”。

这是一本可以帮助您彻底戒烟的综合干预手册，是由戒烟医生根据多年的临床经验结合全球各地的戒烟医生和戒烟相关科学家多年的经验总结而编写的。我们确信，如果您遵循每周的计划，全身心地投入到戒烟中，您将会成功戒烟并保持终生不吸烟的状态。然而，如果您在学习过程中遇到了挫折或阻碍，请重新学习相关内容，例如您在“预防复吸”时出现了偶尔的吸烟行为，请回到“预防复吸”那一周；若回到戒烟之前的吸烟状态，请回到戒烟准备阶段，从第一周开始重新学习。

我们发现，当一个人试图打破不健康的习惯时，偶尔的压力或危机可能会成为阻碍因素，很容易让您回到不健康的习惯。面对这些阻碍因素，我们需要学会相应的应对技能。不要让这些“挫折”破坏您的戒烟自信心和自我效能感，成为您放弃戒烟的借口。

如果您不能100%地确信您这次确定要戒烟，或在您的内心深处还是想吸烟，您可能需要重新评估一下自己是否准备好在这个时候改变这种重要的生活方式。本手册适用于任何吸烟者，从社交性吸烟到每天要吸几包烟的重度吸烟者，当您真的想戒烟时，本手册才能最好地帮助您彻底戒烟。

第一周　增强自我意识

在本书的绪言部分，您学习了以下内容：

- 吸烟的危害。
- 为什么戒烟很困难？因为吸烟是一种成瘾。
- 为什么您需要科学的戒烟指导？因为成瘾需要科学的治疗方法。
- 如何使用这本书。

欢迎您来到第一周，为更美好、更健康的生活而不再吸烟。祝贺您决定改善您的生活。首先，请您为自己准备一个小小日记本。第一周的主要目的是增强您的自我意识，这样您才能更好地为戒烟做准备。让我们开始吧！本周您将学习以下内容：

- 列出您戒烟的理由。
- 列出您继续吸烟的理由并反驳它。
- 获得社会支持。
- 增加对戒烟能力的自信心。
- 提高您对吸烟行为的认识。
- 自我监测吸烟情况。
- 戒烟方式：“逐渐减量戒烟”或“立即完全戒烟”。
- 是否使用戒烟药物。

列出您戒烟的理由

对于绝大多数人来说，戒烟的理由或原因主要包括健康、经济和社会原因三方面，如心血管疾病、呼吸系统疾病或罹患癌症的风险，生出有先天缺陷的婴儿的风险，对伴侣和家人的负面影响，给孩子树立不好的榜样，想改掉吸烟这个昂贵的坏习惯，以及在不允许吸烟的工作环境中或社交聚会上有被社会排斥的感觉。常见的理由如下所述。

一、健康原因

1. 戒烟的短期健康益处

A. 吸烟者可以在戒烟后 24 ~ 72 小时内改善味觉和嗅觉，提高肺功能，以及享受清新的头发、呼吸和衣物，并将买烟的钱节省下来。

B. 出现威胁生命的疾病后开始戒烟，可快速获益。如：出现心脏病发作后戒烟可使心脏病再次发作的概率降低 50%。

C. 在戒烟的 20 分钟内，心率和血压下降，并恢复正常。

D. 戒烟后 12 小时，血液中的一氧化碳浓度降至正常值。

E. 戒烟后 2 ~ 12 周，循环系统出现改善，肺功能得以提高。

F. 戒烟后 2 周至 3 个月，心脏病发作风险下降。

G. 戒烟后 1 ~ 9 个月，咳嗽和呼吸急促大大改善，戒烟后 1 年患冠心病的风险为吸烟者的一半。

2. 戒烟的长期健康益处

A. 从长远来看，大多数戒烟者都会体验到与健康相关的益处，并能体验到更好的生活。随着时间的推移，戒烟对健康的益处将越来越大。

B. 戒烟者咳嗽消失，体能和肺活量随着戒烟时间的推移而增加。戒烟者感冒的概率比吸烟者小。

C. 戒烟 5 年后，发生中风和心脏病的危险会降到不吸烟者的程度。

D. 戒烟 10 年后，罹患肺癌的风险会降至吸烟者的一半左右，发生口腔癌、咽喉癌、食道癌、膀胱癌、肾癌、宫颈癌和胰腺癌等的风险也会降低。

E. 戒烟 15 年后，发生冠心病的风险等同于非吸烟者。

3. 已经出现了与吸烟有关的健康问题的所有年龄段的人仍可从戒烟中获益。开始戒烟的时间与继续吸烟者相比具有的益处：

A. 约 30 岁时开始戒烟，可使预期寿命增加约 10 年。

B. 约 40 岁时开始戒烟，可使预期寿命增加约 9 年。

C. 约 50 岁时开始戒烟，可使预期寿命增加约 6 年。

D. 约 60 岁时开始戒烟，可使预期寿命增加约 3 年。

E. 出现威胁生命的疾病后开始戒烟，可快速获益。如：有过心脏病发作者戒烟可使心脏病再次发作的概率降低 50%。

4. 其他的健康益处

A. 戒烟可减少与二手烟相关的许多儿童疾病的额外风险，比如呼吸系统疾病（如哮喘）和耳部感染。

B. 戒烟可以减少发生阳痿、怀孕困难、早产、婴儿低出生体重和流产的概率。（以上资料主要来源：世界卫生组织。）

一位成功戒烟者的戒烟理由：“曾经，我的烟从来没有离开过我，即使我很讨厌我的大黄牙、被烟熏了的手指。有段时间，我把香烟看得甚至比食物更重要。我知道我是谁，一名吸烟者。作为吸烟者，我比不吸烟者更清楚吸烟的危害。在我下定决心戒烟的很久以前，我就知道我为什么要戒烟，我只是不想戒。然而，我的健康问题进一步恶化了，我觉得自己像个废物一样，整天没有精神，不停地咳嗽。我不希望自己总是这个样子，所以我下定决心戒烟。”

二、经济原因：节约金钱

虽然大多数吸烟者想戒烟都是出于对健康的考虑，但是戒烟后节约的金钱对不少吸烟者来说也是戒烟的一个动机。表 2 可以帮助吸烟者计算戒烟后节省的经济成本，需要从短期到长期进行计算。计算完以后我们可以发现，随着戒烟时间的推移，将节省出越来越多的金钱。

吸烟是一种较为昂贵的行为，算一下就更能体会到：如果您每天吸一包烟，假设每包烟的价格为 20 元，那么您每周需要花费 140 元钱购买烟，也就是说您那个月至少要浪费 560 元钱。一年烟龄会浪费 7000 多元钱，10 年烟龄会浪费 70000 多元钱，30 年烟龄会浪费 20 多万元钱……您完全可以用这些钱做很多更有意义的事情。这种经济账，我相信大家都会算，请参考表 2 计算自己买香烟的经济成本。当您戒烟半年时间以后，您就能明显地感觉到您的经济收入增多了。

表 2　香烟的经济成本

	半包烟/天（10 支）	1 包烟/天（20 支）	1 包半烟/天（30 支）	2 包烟/天（40 支）	2 包半烟/天（50 支）	3 包烟/天（60 支）
1 天	10 元	20 元	30 元	40 元	50 元	60 元
1 周	70 元	140 元	210 元	280 元	350 元	420 元
1 月	300 元	600 元	900 元	1200 元	1500 元	1800 元
1 年	3650 元	7300 元	10950 元	14600 元	18250 元	21900 元
5 年	18250 元	36500 元	54750 元	73000 元	91250 元	109500 元
10 年	36500 元	73000 元	109500 元	146000 元	182500 元	219000 元
20 年	73000 元	146000 元	219000 元	292000 元	365000 元	438000 元
30 年	109500 元	219000 元	328500 元	438000 元	547500 元	657000 元

三、社会原因

您是否因为在公共场合吸烟，被人指责或批评过？或至少曾有人因为讨厌二手烟而用反对的眼神注视过您？您是否曾经在开会的时候、正式场合发言的时候、听讲座的时候、或是和别人谈话的时候，因为您的不断咳嗽而影响交流？

一位成功戒烟者曾说：“我不希望我的孩子给我贴上一个吸烟爸爸的标签，也不想别人因为我的满身烟味儿而远离我。”

以上是一些常见的戒烟的理由。戒烟是一项艰巨的任务。您成功戒烟后会获得很多益处。现在，您已经做出了一个重要的决定。从积极的角度考虑，所有吸烟的危害都是戒烟的益处。就如同很多原因导致了人们开始吸烟和继续吸烟一样，戒烟也有很多原因，请您分析并写下您戒烟的原因或理由。

您想戒烟可能有很多原因，意识到这些原因是什么很重要，因为它们是您戒烟的动力来源。不管您是出于健康原因才考虑戒烟，还是因为怕吸烟对孩子产生不好的影响，或者是您觉得需要摆脱尼古丁成瘾，这些原因是什么并不是最重要的，重要的是您已经做出了戒烟的重要决定。下面，列出尽可能多的戒烟理由。请注意，只列出那些与您特别相关的理由，例如“前列腺癌风险增加”对某些人来说可能是一个合理的理由。如果您不是男性，这便不是一个重要的激励您戒烟的理由（戒烟理由表见本书附录第 185 页）。

我戒烟的理由：

现在请再看一遍您的清单，把您的戒烟理由按照优先顺序排列。将最重要的原因，用数字“1”标出来。然后，第二重要的原因，用数字“2”标出来，以此类推。

接下来请您圈出戒烟理由中最重要那一条。这条理由非常重要，需要牢牢记住！因为它将在戒烟过程中发挥重要的作用。每当您遇到戒烟阻碍而想吸烟的关键时刻，可以用它来提醒自己，把它变成激励语，鼓励自己戒烟。

最好是把戒烟的理由写在卡片上，并放在口袋里，定期检查它。在接下来的几周时间内，当您感到特别渴望吸烟的时候，将它拿出来，反复阅读，这将作为一种特殊的提示或提醒，让您专注于戒烟，摆脱吸烟诱惑。改变吸烟行为是很难的，通过定期提醒自己戒烟最重要的理由，可以激励自己逐渐适应这种从吸烟行为变为不吸烟行为的改变。

列出您继续吸烟的理由并反驳它

列出您继续吸烟的理由也很重要，这些理由往往反映了您对戒烟的矛盾心理。请您列出继续吸烟的理由，并对每一条继续吸烟的理由进行反驳。下面将列出一些常见的继续吸烟的理由，以及该如何回应和反驳它们。

1. 现在不是戒烟的好时机

回应：坦白地讲，没有最好的戒烟时机。戒烟是一个您需要付出努力、责任和承担承诺的过程。可以试着问自己:"什么时候会是完美的时间呢?""生活中所有的一切都能协调好的概率是多少?""会存在这样的时间吗?"。

2. 我无法集中注意力

回应:难以集中注意力是尼古丁的戒断症状之一。如果存在这个问题,推荐使用戒烟药物来缓解这些症状。

3. 损害认知功能

回应:如果您对认知功能要求比较高(例如,您的职业为会计、编辑、作家和机器操作员),您可能会将"戒烟会导致认知能力下降"作为继续吸烟的理由。您可能担心戒烟会损害认知功能,从而在工作中不能充分发挥自己的能力,影响工作效率。这种担心并非没有根据,因为戒烟后体内尼古丁水平的下降可能会产生戒断症状,而认知能力下降也是戒断症状的一种。需要和自己强调的是,戒断症状只是短期的,通常不会超过几周的时间。这些注意力不集中、认知功能减退等症状都会随着戒烟时间的延长而逐渐消失。而且戒烟药物如尼古丁替代制剂可以帮助缓解这些戒断症状。

4. 缓解负性情绪

回应:经常有人说:"吸烟有助于缓解压力"。许多吸烟者,甚至不吸烟者都相信吸烟可以缓解社会冲突或其他压力引发的负性情绪。事实上,吸烟确实可以缓解戒断症状带来的负性情绪。需要强调的是,吸烟的戒断症状是戒烟带来的,不吸烟者不会出现吸烟相关的戒断症状。

吸烟者在负性情绪比较多的时候确实吸烟量更大。有研究发现,吸烟对负性情绪的急性缓解作用取决于不同的情境和对负性情绪的评定,并不取决于尼古丁的摄入量[20]。吸烟不能作为应对负性情绪和压力的方式。您应该采用有效的、健康的策略替代吸烟行为来应对负性情绪和压力。

注意提醒自己：这些新的应对负性情绪的方式，刚开始可能会觉得不熟悉或感觉效果不好。我们都知道，采取熟悉的方式不需要认知努力就可以做到，且让人感觉比较适应。因此，很多人喜欢采用同样的、熟悉的应对方式，如吸烟。给自己多一些时间，去适应、评估和接受新的有效、健康的应对方式，不要一开始就认为新的应对方式无效而拒绝采取。

5. 我会很想念吸烟的感觉

回应：首先要承认这是事实。您当然会想念吸烟，因为您过去吸了很长一段时间的烟，由吸烟行为改为不吸烟行为是一种相当艰难的行为改变。建议您思考一下戒烟的健康益处和吸烟的风险。鼓励您采取新的行为（如培养新的或重新拾回旧的兴趣爱好）取代吸烟的行为，并提醒自己重复新的健康行为，这些健康行为可以代替吸烟行为，且随着时间的推移您会发现新的健康行为比吸烟行为感觉好多了。

6. 控制体重，担心长胖

回应：确实有些人（特别是女性）是为了控制体重而吸烟，也有不少人担心戒烟会长胖。的确，有许多人在戒烟时体重会增加（平均为5公斤左右）。但是我们需要讨论的是体重增加的相对重要性和戒烟的益处。例如，可以问自己“比起您的余生都是一位不吸烟者，即使您的体重增加5公斤，又有多大影响呢?”。如果要达到与吸烟对心血管系统相似的负面影响，个体需要增加40~50公斤体重。

7. 吸烟是我应对生活的一种方式

回应：不吸烟者和吸烟者需要应对的生活没有差异。不同的是，吸烟者已经学会使用吸烟作为他们处理生活起伏的主要方法。事实上，吸烟除了能缓解戒断症状外，对生活中的起伏并没有帮助。吸烟者需要寻找更健康的应对方式，这些方式刚开始可能感觉不到有帮助。但随着时间的推移您会发现，吸烟并不是必要或唯一的应对方式，健康的应对方式更有帮助。

8. 影响社交活动

回应：吸烟者可能会说，“我不想错过和同事一起抽烟聊天的机会”。如果是这样，让吸烟者列出可能的替代性社会活动来取代吸烟社交。例如，在15分钟的工作休息时间，戒烟者如何在不暴露于潜在吸烟环境的情况下保持社交呢？和不吸烟的同事一起散个步，或给一位支持自己戒烟的朋友打个电话，或给一个同样戒烟的朋友打个电话。您一定要提供具体的想法和例子。如果只是简单地回答将会使用“意志力”或“想象力”应对，说明这不是真正的应对，这种方式效果不佳。因此，一定要让自己列出可能的替代性社交活动。在戒烟期间，采取任何应对方式都比没有采取应对方式好。唯一不可采取的应对方式是责备自己。就像很多行为改变一样，对于保持戒烟行为，在最初期可能很容易做到。但是，随着时间的增长，最初强烈的戒烟动机渐渐变淡，您需要有明确的代替吸烟行为的社交活动方案。

9. 我就是个吸烟者

回应：吸烟者真的是自己所需要的身份吗？建议定义其他可以接受的身份，而不是自我认同的“我是吸烟者”。例如，我是一名足球爱好者，我是一名摄影爱好者等。鼓励自己选择其他身份，将来您会为自己的这个非吸烟者身份而感到自豪。

10. 总是想吸烟

回应：许多吸烟者认为他们必须在尝试戒烟之前完全摆脱吸烟的欲望。他们害怕吸烟的欲望永远伴随自己，而且难以应对。有人可能会说，当自己完全不再想吸烟的时候，就准备戒烟。事实上，不可能出现这样的理想情况。因为很多人即使在戒烟后也会出现吸烟的欲望，即使尼古丁戒断症状消失以后，这种吸烟的欲望也不一定会完全消失。您在开始戒烟时所需要做的就是，明确自己想要戒烟的欲望超过想要继续吸烟的欲望。改变自己的想法不会轻易导致行为改变，但改变行为很容易导致自己的想法改变。例如，您相信自己不再想吸烟了不会让您变成非吸烟者。但是，通过戒烟行为，很容易让您认为，“我是非吸烟者”或“我不想吸烟”。如果您仍有吸烟的欲望是没有关系的，它并不妨碍您尝试戒烟。戒烟后，渴望吸烟的感觉会随着时间的推移而逐渐消失。

11. 我尝试过戒烟但都失败了

回应：有的吸烟者曾经戒烟失败过，因此觉得烟是戒不掉的，没有信心再戒烟。提醒自己并不是只有您经历过这种情况，有些人在彻底戒烟前戒烟过几十次。有研究发现，在过去 12 个月内有过戒烟经历的，以及最近一次戒烟虽然失败，但是戒烟时间更长者，特别是那些善于从之前戒烟失败的经历中吸取经验的人，往往最后成功戒烟的概率更大。因此，需要鼓励自己找出之前戒烟困难和失败的原因，并提出这次戒烟的替代方案，为扫除戒烟的障碍因素做好准备。

12. 我想自己一个人戒烟

回应：很多吸烟者可能会更愿意自己一个人戒烟，觉得自己不需要遵循正式的戒烟指导。自己想戒烟确实是一种很大的戒烟动力，每年也有不少戒烟者自己一个人戒烟成功。但是需要了解的是，无论接受何种形式的戒烟帮助，都比自行戒烟(6 ~ 12 个月的戒烟率约为 2%) 的成功率高。接受治疗的戒烟者的成功戒烟率可以提高几倍。

获得社会支持

将您的戒烟计划告诉您身边最重要的一两个人。然而需要注意的是您身边的人对戒烟的反应，包括他们本身的行为和意见，可能会对您的戒烟行为产生正面或负面影响。如果您告诉的那个人是非吸烟者，且对戒烟非常支持和鼓励，那么他/她很可能会对您戒烟产生积极影响；如果您告诉的那个人也是吸烟者，而且没有戒烟打算，即使他/她是无意的，那么也可能会对您戒烟产生负面影响。寻找最关心自己的、有着健康的生活状态、支持自己戒烟的人，并将自己的戒烟计划告诉这样的人会有助于您戒烟。

一位成功戒烟者介绍："以前我每一次戒烟时，都会告诉好多人，我后来发现告诉太多人会损害我为戒烟付出的努力。别人会不停地问一些让我烦恼的问题，影响我戒烟的决心和动力，没有比这些问题更让人恼怒的了，例如：'您戒掉了吗?''没有烟，您怎么办呀?''您确定就总是这样，真不吸烟啦?'这些人虽然都是一番好意，但是他们没有意识到，每次说这些的时候，都让我戒烟更加困难。"因此，刚开始戒烟的时候，不告诉太多人，以免被过度关注。

您也可以选择告诉同样在试图戒烟的"伙伴"。不过需要注意的是，这个"伙伴"可能可以帮助您增强戒烟动机，增加戒烟的可能性。但是如果这个"伙伴"复吸了，那么这个"伙伴"则可能使您复吸的机会也增加。所以，试图告诉戒烟"伙伴"这种方法可能是一把双刃剑。

一位成功戒烟者曾说："我和我的一个好朋友约好一起戒烟，我们真的很幸运，在戒烟过程中相互支持。我们相互讨论自己的感受，帮助彼此渡过难关，并保持积极、乐观的态度。如果我们是在不同的时间戒烟，我觉得我们可能不能成功戒烟。这种支持对于戒烟来说帮助极大。"

建议您在戒烟早期告诉越少的人越好。最开始可以选择两个最亲近的人，向他们解释您的想法。试图选择对您的戒烟行为有最直接影响的两个人，例如，您的妻子、您的上司。直接告诉他们，您需要戒烟。最开始几天他们可能会感觉您有点奇怪，因为您在最开始时会出现情绪变化，甚至很容易生气、发脾气、沮丧，您需要让他们知道，这些都不是针对他们的，而仅仅只是在戒烟过程中必然会出现的短暂的现象。这样一来，妻子或上司就不会因为这种行为而怪罪您。相反，他们肯定是希望您能成功戒烟的，他们会在这个时候给您帮助，理解您，支持您。当您戒烟的时间更长一些，最严重的戒断症状消失后（一般是戒烟一周或几周后），您可以多告诉几个人。这样做的话，您能获得的社会支持会更多。但是需要记住，您需要告诉支持您戒烟的人而不是反对您戒烟的人。

一位成功戒烟者曾说：“在刚决定戒烟的时候，除了我妻子，我没有告诉任何其他人我在戒烟，我不是因为担心自己会失败或感到尴尬，而是不希望在戒烟成功前，别人有不切实际的期望。我妻子在我戒烟过程中给了我极大的支持与帮助，我真的非常感谢她。在我戒烟一个月以后，我意识到这是我为自己做过的最好的事情，后来我才告诉了更多的人关于我戒烟的事。”

增强对戒烟能力的自信心

对戒烟能力的自信心也称为自我效能，是指个人认为他或她可以成功戒烟的能力，自我效能高可以大大增强吸烟者的戒烟动机。

评估自我效能的一种方法是问自己，“在 0（完全不可能）到

100(极有可能)中选取任意数字代表可能程度，从现在开始您认为您有多大可能能够成功戒烟一年?”研究发现，那些自我效能高(例如，回答为“80 或 90”)的人比那些自我效能低(例如，回答为“低于 50”)的人成功戒烟的概率更高。因此，自我效能可以在很大程度上预测吸烟者未来成功戒烟的可能性。

提高自我效能非常重要，但也并非易事。鼓励自己增强对自我控制能力的信念，相信自己既能选择吸烟，也能选择戒烟。选择是自己做出的，如果您选择后者，您可能需要为戒烟的艰辛过程更好地做准备。

需要注意的是，您对自己试图戒烟和做好应对戒烟过程中困难的准备，应该有个比较现实的期望，也就是说不能有特别高的自我效能(例如，回答为“100”)，如认为自己在未来半年或一年时间内完全可以做到戒烟，这种信心过足的行为往往导致戒烟的可能性降低，因为这可能反映了自己不合理的戒烟期望。总的来说，您应该为将来在戒烟过程中可能出现的困难做好充分的准备。如果您对戒烟完全没有信心，几乎没有自我效能，那么可以鼓励自己先试图减少吸烟量，当然这不是最终的目的，只是一种缓兵之计而已。因为有研究发现，如果能减少吸烟量，那么则可以增加之后的戒烟成功率。特别是如果您已经患有某种疾病，在完全戒烟前可以先尝试减量吸烟。

提高您对吸烟行为的认识

吸烟是一种习得的行为，很多人第一次吸烟的时候，会觉得吸烟是不舒服的。通过反复练习与观察，您才慢慢学会了如何在不咳嗽的情况下吸烟，或者如何通过您的鼻子呼出烟雾。渐渐地，很多人学会了如何将吸烟作为一种压力管理技能。或许，您已经了解到，当您生气的时候，嘴里叼着一支烟可以让您更流畅地吐出脏话。对于准备戒烟的您来说，不吸烟也是需要学习的。

首先，先介绍一下条件反射，它包括经典条件反射和操作性条件反射。

经典条件反射是指一个刺激和另一个带有奖赏或惩罚的无条件刺激多次联结，可使个体学会在单独呈现后者刺激时，也能引发条件反应。最著名的例子是巴甫洛夫的狗的唾液条件反射：狗面对食物能自然而然地分泌唾液。如果每次在提供食物之前的几秒发出一些声响，这些声响能在没有食物的情况下引起狗分泌唾液，这就是条件反射。

实验简化如下：
食物→唾液分泌；
食物＋声音→唾液分泌；
声音→唾液分泌。

操作性条件反射的实验：箱内放进一只白鼠，并设一杠杆。当它压杠杆时，就会有一团食物掉进箱子下方的盘中，它就能吃到食物。也就是说，如果一个操作发生后，接着给予一个强化刺激（给食物），其强度或频率就增加。如果在一个已经通过条件化而增强的操作性活动发生之后，没有强化刺激物（食物）出现，它压杠杆的动机就削弱。可见，与条件作用的形成一样，消退的关键也在于强化。

实验简化如下：
白鼠→压杠杆→食物（压杠杆次数增加）；
白鼠→压杠杆≠食物（压杠杆次数减少）。

导致快乐或强化的行为容易再次发生。而很多吸烟者会认为吸烟给他/她带来了多年的快乐。例如，如果您觉得吸烟有好处，如可以帮助您缓解压力等。由于吸烟让您感觉到压力被缓解了，它作为一种应对压力的工具得到了强化。因此，吸烟的行为很可能会再次发生。

行为是后天习得的，当它帮助个体成功地避免了负面后果时，行为就会得到强化。您有多少次为了缓解尼古丁戒断症状而吸烟？就如同斯金纳的老鼠学会了按下控制杆一样，您也学会了吸烟，以此来缓解戒断症状或压力反应。

很多吸烟者都会说“吸烟给我带来放松的感觉”。可是，尼古丁是一种兴奋剂，它怎么能让您放松呢？您可能是在放松的时候（玩手机或看报纸的时候）吸烟。您在休息中感受到的是放松与吸烟结合，这让您从心理学上误认为吸烟是放松的过程。

斯金纳和巴甫洛夫还证明，任何学习得来的行为都可以被遗忘。通过消除行为所带来的快乐，这种行为将会逐渐地消失。他们还证明，只要再给予一次奖励，这种被消退的行为很容易恢复。所以请注意，只要吸一支烟（一次奖励）就很可能让您重燃烟瘾。本书在后面的“预防复吸”章节中还会谈到这一点。

多年来，人们把吸烟与各种情绪和不同情况联系在一起。吸烟已成为一种自然而然的已经习得的习惯。在确定您为什么紧张或生气之前，您已经找到了您的香烟。您现在必须学会如何成为一个不吸烟的人，以及如何在不吸烟的情况下处理压力、愤怒或社交活动。

自我监测吸烟情况

人们吸烟的原因有很多，为了彻底戒烟，您需要意识到与您吸烟这一习惯行为相关的人、情况和情绪。了解您的吸烟习惯的最好方式之一就是写下您吸烟的时间、原因和地点。这可以帮助您确定您吸烟的原因，也可以帮助您学习如何打破这些模式。

您将在不改变吸烟习惯的情况下完成整个一周的表格。这将允许您在各种情况下识别吸烟的模式，它也会帮助您意识到自己的感受，以及如何将香烟作为一种应对工具或奖励。

这一周的时间可以让您在五个工作日和周末监控您的吸烟情况。您可以从一周中的任何一天开始。重要的是在第一周不要改变您的吸烟习惯。如果您想减量戒烟，建议您在这周以内每天减量不要超过两支。因为您可能会因为烟瘾而更频繁地吸烟，这将导致您对自己实际吸烟习惯的误解。

记录每日吸烟监测表格，还可以帮助您提前了解诱发您吸烟的因素，以及如何远离危险情况，从而降低触发吸烟的可能。本书在“第二周”的相关章节中还会详细谈论这方面内容。

一、如何使用每日吸烟监测表格（表格详见本书附录第 186 页）

1. 将表格打印或复印。
2. 每页纸可以监测并记录 1 天的吸烟情况
3. 建议打印或复印足够 4 周（28 天）的表格。
4. 您也可以在自己的日记本上制作表格。
5. 将表格、一支笔与您的烟盒放在一起。这种方式便于及时填写。
6. 填写以下内容（例表见下一页）：
   - 吸烟时间。
   - 地点。
   - 情境。
   - 人物。
   - 当时的想法。
   - 想吸烟的程度（评分方法：0 分为没有，10 分为最大）。

- 负性情感值(评分方法：0 分为没有，10 分为最大)。
- 当时的感受或吸烟的原因。

7. 尽可能准确地填写。不要等到一天结束时才填写您对每支香烟的回忆。在您吸烟时确定与每支香烟相关的具体因素，这样可以更好地帮助您戒烟。

二、每日吸烟监测表

表 3 列出了张先生 2019 年 3 月 18 日上午的吸烟情况。

表 3　每日吸烟监测表

日期：2019 年 3 月 18 日，星期一，第 1 周。

吸烟时间	地点	情境	和谁?	想法	想吸烟程度(0～10 分)	负性情感值(0～10 分)	感受或吸烟原因
7:30am	床上	刚醒来	独自	不想上班	9	8	好困啊
7:50am	上班途中	走在路上	独自	不会迟到吧	6	6	担心迟到
8:20am	快到办公室路上	快到单位	独自	马上不方便抽烟了	6	7	需要打起精神了
9:00am	厕所	上厕所	独自	今天好多事，悄悄来一根烟	5	6	有点压力
10:10am	办公楼外	外出办事	和吸烟同事	同事递烟给我，必须抽	5	2	没啥感觉
10:30am	停车场	在停车时	和吸烟同事	事情没办好	7	8	有点烦
11:50am	餐馆	准备吃午饭	和吸烟同事	又到吃饭时间了	8	3	有点累了

戒烟方式："逐渐减量戒烟"或"立即完全戒烟"

现在，您可能已经意识到对香烟的依赖是双重的：行为上的依赖和身体上的依赖。前面讨论了吸烟的习得行为反应，包括习惯和强烈的情感成分。对许多人来说，同样困难的是打破身体上的尼古丁依赖或上瘾。

常见的戒断症状包括：

- 易激惹。
- 挫折感。
- 愤怒。
- 焦虑。
- 注意力难以集中。
- 食欲增加。
- 坐立不安。
- 紧张。
- 抑郁。
- 失眠。
- 头痛。
- 感觉昏昏欲睡。
- 呼吸急促感。
- 出汗。
- 心悸。

当您开始戒烟时，您可能会完全没有、有部分或有全部的戒断症状。这些因戒烟带来的难以忽视的不适感可以通过吸一支烟来暂时消除。您可能会觉得很紧张，想要通过重新回到旧习惯来停止这种"痛苦"的感觉。您也使用尼古丁替代疗法（如尼古丁咀嚼胶－力克雷® ）、盐酸安非他酮缓释片（悦亭® 、乐孚亭® ）、酒石酸伐尼克兰片（畅沛® ），这些戒烟药物可以减少或消除戒断症状带来的不适。

通过这个科学的戒烟项目，您将学习如何重新解释这些戒断症状，这些症状实际上是您正在康复的表现。您还将学习如何识别和挑战您对这些感受的合理化反应。请记住，这些感觉通常会在几分钟后消失。

有些人发现，在一段时间内减少吸烟更容易，而另外一些人则更喜欢立即完全戒烟（也叫“Cold Turkey”或冷火鸡）。这两种方法各有利弊，哪一种方法对您来说更有效，一方面取决于您的习惯、吸烟的数量，以及吸烟的原因；另一方面取决于您的身体状况、您是身体成瘾还是心理/行为成瘾更严重。下面将简单介绍一下这两种戒烟方法各自的优缺点。

逐渐减量戒烟的优缺点：

逐渐减少吸烟量直到戒烟日那天完全停止吸烟，这可能是一个更舒适的戒烟过程，因为它允许您有时间来学会代替一些固有的行为模式。

戒断症状可能较轻一些。

减少吸烟的过程可以让您在学会面对躯体戒断症状的同时，学习新的应对技能。

立即完全戒烟的优缺点：

这种方法相对干脆利索，一次戒烟可以让您有一个“标志性的改变”，迫使您立即做出“翻天覆地”的生活方式上的改变。

立即完全戒烟的方法缩短了戒烟准备时间，可以让您更早成为一个不吸烟者。

- 除非使用戒烟药物，否则突然戒烟可能会导致戒断症状的加重，尤其是对于患有心脑血管疾病的人来说，有增加发病风险的可能。

是否使用戒烟药物

在您决定是否使用戒烟药物之前，请先了解一下戒烟药物。世界卫生组织(WHO)推荐的一线戒烟药物包括尼古丁替代疗法(NRT)类产品(尼古丁透皮贴剂、尼古丁口香糖、尼古丁鼻喷剂、尼古丁吸入剂和尼古丁舌下含片)和非尼古丁药物(盐酸安非他酮缓释片和酒石酸伐尼克兰片)。这些药物均有效，可提高戒烟率。

我国已被国家食品与药品监督管理局批准使用的一线戒烟药物包括尼古丁透皮贴剂、尼古丁咀嚼胶(力克雷®，非处方药)、尼古丁舌下片(非处方药)、盐酸安非他酮缓释片(悦亭®、乐孚亭®，处方药)、酒石酸伐尼克兰片(畅沛®，处方药)，这些戒烟药物都可以减少或消除戒断症状带来的不适，提高戒烟率。

选择戒烟药物时，处方药一定要在医务人员的指导下使用，非处方药也建议在医务人员的指导下使用。如果是自行购买使用非处方药，一定要购买被推荐的一线戒烟药物，且需要在有质量保证的、合法的、可信赖的渠道购买——知名药房，正规电商平台如阿里健康大药房、京东大药房、官方旗舰店等，并遵照说明书使用。

现在再简单介绍一下为什么要推荐使用戒烟药物。

- 缓解戒断症状和对吸烟的渴求

通过吸烟摄入的尼古丁作用于大脑，可对大脑功能产生短期和长期的影响，导致尼古丁依赖或成瘾。禁止吸烟一段时间(戒烟期间）会产生戒断症状（身体上的各种不舒服）和心理上对吸烟的渴求。这个时候吸烟（即复吸）可以迅速缓解这些症状。因此，戒烟后数小时或数天内会特别想吸烟。而吸烟后可立即感受到吸烟的好处，因为它能缓解这些症状，这也就是很多戒烟者复吸的主要原因。戒烟药物可以在戒烟期间帮助缓解尼古丁的戒断症状和渴求，从而使戒烟者不会因为这些戒断症状而复吸。也就是说，戒烟药物通过缓解戒断和渴求来降低负性强化作用。

- 减少吸烟带来的愉悦感

戒烟期间，特别是刚开始戒烟的时候，吸烟者如果有吸烟行为，很容易体验到吸烟产生的愉悦感。除了吸烟本身以外，对戒断症状的缓解会强化这种吸烟带来的愉悦感，这就是一种正性强化作用。使用戒烟药物可以阻止或减少每次吸烟后带来的愉悦效果，戒烟后即使再有吸烟行为也不会有那么强烈的、使戒烟者回到吸烟状态的诱惑。也就是说，戒烟药物可以通过阻断或减少吸烟的愉悦效果来降低正性强化作用。

前面提到过，没有进行强化，相应的行为就容易消退。减少了吸烟相关的负性和正性强化作用，吸烟行为出现的可能性就大大减少了。被推荐的戒烟药物都能起到这种作用，从而提高戒烟率。

- 尼古丁替代产品含有尼古丁，为什么不会成瘾呢?

尼古丁快速作用于大脑是人们吸烟并产生依赖的主要原因。尼古丁替代产品是基于“替代”尼古丁的原则，通过一种安全、不成瘾、非烟草使用的方式向戒烟者提供小剂量的尼古丁制剂，以取代烟草中的尼古丁，从而缓解戒烟后因体内尼古丁缺乏引起的戒断症状和渴求。在使用一段时间后，戒烟者的尼古丁摄取量将逐渐减至最低，最终达到戒烟的目的。

下面将介绍我国可以购买到的、已被国家食品与药品监督管理局批准使用的一线戒烟药物的优缺点。

尼古丁咀嚼胶(力克雷®)

优点:

- 可按需使用，灵活控制烟瘾：可根据戒烟者的需要(特别是吸烟渴求强烈的时候)随时使用，包括在不允许吸烟的情况下使用(例如，在高铁上、电影院中)。
- 尼古丁的摄取速度比贴剂快：更快速的尼古丁摄取可以快速缓解戒烟者出现的戒断症状或渴求。
- 易获得：和贴剂一样，咀嚼胶也是非处方药(OTC)，可以在没有医生处方的情况下购买，且目前(力克雷®)可以在网上购买。
- 和贴剂不同的是，咀嚼胶需要经常咀嚼，可以给戒烟者带来更多的感觉，包括咀嚼行为带来的运动觉、尼古丁味道带来的味觉。这两种感觉有利于提醒戒烟者正在使用戒烟药物，有助于分散戒烟者的注意力，从而降低吸烟渴求。

缺点:

- 虽然使用灵活，但是需要频繁地咀嚼才能达到充足的剂量。每天需要咀嚼十多片，或每1～2小时就要咀嚼一片。有的戒烟者可能会忘记咀嚼或在一些情况下不方便咀嚼，导致用量不足，从而不能很好地缓解戒断症状和渴求。
- 有的戒烟者不喜欢咀嚼胶的味道，或咀嚼时喉咙会感觉不舒服，从而导致依从性降低。

盐酸安非他酮缓释片(悦亭®、乐孚亭®)

优点:

- 对于使用NRT或其他戒烟药物戒烟失败的人来说，安非他酮提供了另一种选择。
- 安非他酮服用很方便，只需每天口服一次或两次。
- 安非他酮既是戒烟辅助药，也是抗抑郁药，虽然其戒烟和抗抑郁作用机制不同，但是并不影响其作用的发挥。对于在戒烟期间出现抑郁、焦虑等负性情绪的人来说，安非他酮可以帮助其缓解这些负性情绪。

缺点：

安非他酮为处方药，需要医生的处方才能购买。

安非他酮有一些特别的不良反应，与 NRT 相比，需要医务人员更加密切地观察其可能出现的不良反应，具体见其使用说明书。

酒石酸伐尼克兰片（畅沛®）

优点：

由于伐尼克兰是一种选择性的 nAChR 部分激动药，它和其他戒烟药物的机制不同，当使用其他戒烟药物疗效不佳时，可以考虑使用伐尼克兰。

伐尼克兰的使用非常方便，只需每天口服一次或两次。

伐尼克兰可以减少戒断期间对吸烟的需求，即戒烟的时候不那么想吸烟，从而有助于防止复吸，提高戒烟率。

临床研究证明，酒石酸伐尼克兰是目前戒烟药物中疗效最好的戒烟药。

缺点：

伐尼克兰为处方药，需要医生的处方才能购买。

虽然大量的临床研究证明了伐尼克兰的安全性和有效性，但曾有报道提示患者使用伐尼克兰后曾出现过一些罕见的、严重的不良反应，如出现自杀想法或自伤行为等。尽管研究并没有发现伐尼克兰比安非他酮出现自杀或自我伤害的危险性更高[21]，也没有发现伐尼克兰本身增加或导致自杀行为[22]，但在整个服药期间如果出现上述情况，需要立即就医。

您需要在戒烟准备阶段决定是否使用戒烟药物。如果使用尼古丁替代产品，请严格遵照说明书使用。使用尼古丁替代产品时，不能同时吸烟。如果使用安非他酮或伐尼克兰，您需要在医生的指导下使用，这两种药物都要在戒烟日之前开始服用。

在您权衡是否使用戒烟药物时，除了考虑药物不良反应、药物的价格外，您还可以根据自己的尼古丁依赖程度来考虑是否使用戒烟药物。如果您属于尼古丁重度依赖者，没有戒烟药物禁忌证的情况下，强烈建议您使用戒烟药物。如果您每天至少吸 1 包香烟，或醒来后 30 分钟内必须吸烟，您估计是尼古丁重度依赖者。您也可以根据烟草依赖测量问卷(详见本书附录第 188 页)来判断自己的尼古丁依赖程度。

第二周　现在开始戒烟

首先，请对您前面学习的内容进行复习。第一周，您学习了如何增强自我意识，主要包括以下内容：

- 列出您戒烟的理由。
- 列出您继续吸烟的理由并反驳它。
- 获得社会支持。
- 增加对戒烟能力的自信心。
- 提高您对吸烟行为的认识。
- 自我监测吸烟情况。
- 戒烟方式："逐渐减量戒烟"或"立即完全戒烟"。
- 是否使用戒烟药物。

欢迎您进入第二周，为更美好、更健康的生活而戒烟。通过第一周的学习，您对自己的吸烟行为模式有了很好的认识。本周的主要目的是使您更好地了解您自己，并了解吸烟相关的行为模式和情感反应。这将帮助您识别吸烟的模式和习惯，识别和挑战您对戒烟的恐惧，选择短期和长期的奖励，减少容易导致您吸烟的触发因素，更好地为彻底戒烟做准备。本周您将学习以下内容：

- 检查自我监测表。
- 现在开始选择戒烟方式。
- 设置戒烟日。
- 改变您对吸烟的思维方式。

- 戒烟誓言与戒烟协议书。
- 戒烟的担忧。
- 奖励自己。
- 提前了解诱发您吸烟的因素。
- 远离危险情况。
- 最大程度地避开吸烟者、毁灭证据。
- 处理吸烟相关的环境和情境。

检查自我监测表

在过去的一周时间里，您一直在密切关注您的吸烟习惯。现在，请拿出您的“每日吸烟监测表”，仔细地研究它们。您的“每日吸烟监测表”填写了以下内容：

- 吸烟时间。
- 地点。
- 情境。
- 人物。
- 当时的想法
- 想吸烟的程度（评分方法：0 为没有，10 为最大）。
- 负性情感值（评分方法：0 为没有，10 为最大）。
- 当时的感受或吸烟的原因。

请您寻找与吸烟有关的人、地点、情况等。接下来，看看您选择吸烟的原因或者您当时的心情。最后，找出那些您认为“最重要”的与吸烟相关的因素（想吸烟的程度和/或负性情感值在 0 ~ 10 分之间，占 8 ~ 10 分）。

现在，请拿出您的日记本，写出下列与您吸烟习惯有关的问

题的答案(“吸烟习惯问题表格”详见本书附录第 187 页):

吸烟最常见的地方有:
吸烟最频繁的时间是:
最常和谁一起吸烟:
吸烟最多的时候感受如何:
吸烟最常见的原因是:
最想要吸烟的时间和原因是:
对我来说,什么情况最难控制自己不吸烟:

现在开始选择戒烟方式

第一周我们谈论过两种不同的戒烟方式及其优缺点,相信您现在已经决定好了是选择“逐渐减量戒烟”还是“立即完全戒烟”。

如果您选择“逐渐减量戒烟”,您将从今天开始减量戒烟。请在一周时间内减少 1/3 的吸烟量。无需担心,您已经花了一周的时间来为这件事做心理准备。请再次确认自己是否下定决心在这个时候改掉您的坏习惯。

现在请检查一下监测表,找出最不需要的那一支香烟。如果您每天的吸烟习惯都很正常,这将是您应该戒掉的第一支香烟。请记住,您越容易成功,您对自己就会越有信心,也就越有能力放弃香烟,成功戒烟的机会就会越大。

请继续完成每日监测,对自己吸的每一支烟都要进行监测。

您甚至可以把这多余的一支烟交给一个支持您戒烟的人,或者给一个已经成功戒烟的人。如果能做到这一点,或许他或她会劝阻您继续放弃另一支香烟。一定要向支持您戒烟的人寻求帮助。

下面介绍一种关于减量戒烟的挑战方法：

问问自己在过去4小时内有没有吸烟，并记录下来。如果您挑战成功，恭喜您！尝试挑战更长的时间不吸烟，这将有利于您成功戒烟；如果您挑战失败也没关系，再次尝试，直到挑战成功。

如果您选择“立即完全戒烟”(Cold Turkey)，您可能更加需要考虑是否使用尼古丁替代产品。如果选择使用尼古丁替代产品，请记住，使用尼古丁替代产品时完全不能吸烟。请遵照产品的说明书使用，如果有问题也可咨询医生。选择这种戒烟方式，您不需要学习如何减量，而是需要在戒烟日当天完全停止吸烟。当然，吸烟行为和习惯、戒断症状等其他内容，您仍需要学习。

请记住，接下来的几周时间，一定要对自己好一点。因为您正在努力做一件非常有意义的事情，所以应该每天给自己一些较小的、合适的奖励。如果您能抵制诱惑或很好地应对压力，请为自己鼓掌，如果还没有做好充分的准备，请反复学习本书前三周的内容。如果您觉得好朋友或同伴的认可对您来说很重要，一定要告诉他们您需要什么。研究表明，良好的支持大大地增加了戒烟成功的可能性。

设置戒烟日

设定一个明确的戒烟日期，这个看似简单明了的任务，却也是促进成功戒烟最可靠和最重要的一步。确定一个具体的戒烟日期，允许自己有时间为即将到来的戒烟行为做准备，并促进自己采取行动，而不只是思想上考虑戒烟。建议从开始准备戒烟到设定的戒烟日期之间能有1～4周的时间(最好是2周左右)。不同国家的很多临床研究和实践都推荐“2周”这个时间间隔，因为2

周时间既可以给自己足够的准备时间，又不会因时间太长而使自己的戒烟动机减退。当然，准确的戒烟日期是您自己的选择。需要注意的是，戒烟日期最好不要定在非常重要的日期，以免严重破坏日常工作和生活，例如不建议选择正好要考试或有重要会议的那天。下面将阐述如何选择戒烟日期。

选择戒烟日期时，您可以参考下面的选项：

1. 假期和周末

许多人喜欢选定一个特别的日期戒烟，包括生日、新年或周年纪念日等。假期和周末是个不错的选择，因为这样的安排会让戒烟者有足够的个人时间来应对戒烟带来的心理、生理和行为改变。此外，假期和周末也可以更好地得到朋友或家人的支持和鼓励。

2. 度假期间

有些人认为当他们离家外出度假时更容易戒烟。从理论的角度来看，这是有道理的。如前所述，吸烟与特定的地点、时间、人物等条件线索刺激密切相关。随着时间的推移，这些条件线索可以作为吸烟的触发器，能引起强烈的吸烟渴求，甚至导致吸烟。外出度假期间可以最大程度地避免这些线索刺激，从而更容易戒烟。但选择度假或远离家乡的戒烟者需要注意，你们不可避免地最后还是要回家的。因此，采取这种方法只能推迟（而不是完全避免）回到常规的与吸烟相关环境中的时间。你们同样需要采取积极有效的策略来应对与吸烟密切相关的触发因素。

3. 月经周期

如果您是处于绝经前的女性吸烟者，戒烟日还需要考虑月经周期（建议选择卵泡期，即从月经开始算起的第 1 ~ 14 天）。有研究表明女性在黄体期（28 天周期中的第 15 ~ 28 天）戒烟会使她们经历更严重的戒断症状，而在卵泡期（28 天周期中的第 1 ~ 14 天）戒烟会使戒断症状更轻。而且选择在卵泡期开始戒烟的戒烟者们 9 周以后的戒烟率比选择黄体期者高出一倍（71% VS

31%）[24]。因此，建议您将戒烟日定在月经周期的第 1 ~ 14 天这个范围内。

改变您对吸烟的思维方式

戒烟计划做好了，戒烟日（您生命中非常重要的日子）确定了，这时您应该非常认真地开始改变您对烟的感觉。戒烟时需要面对的最大的阻碍可能是心理上对吸烟的感觉。就如前面所说，当您做出戒烟决定时，您必须开始讨厌吸烟、讨厌烟的味道、讨厌吸烟行为。讨厌吸烟的感觉。现在要开始像个非吸烟者一样地看待吸烟，非吸烟者讨厌吸烟相关的一切事情或行为。

刚开始，最佳的练习方法是与自己对话，不断地告诉自己，您即将成为一名非吸烟者。开始想象离开烟以后的生活会是怎样的。想一想，当您深吸一口新鲜空气时，没有咳嗽的感觉是多么好；能够充满能量地持续活动，而不是短时间的活动后就上气不接下气的感觉多好。您将步入一段让人兴奋的旅程，您要想想这段旅程的终点会是什么样子。这些想法会让您开始说服自己您从来都不喜欢吸烟这种损害身体的坏行为。

一名成功戒烟者介绍："当我在戒烟的过程中走得更远的时候，有重要的一点需要说明，我并不讨厌吸烟者，我只是讨厌吸烟这种行为。当我戒烟后，我觉得自己对还在吸烟的人有重要的影响，我并没有把自己和他们隔离开来。"

"我发现了所有的可能让自己感到兴奋的戒烟原因，我关注自己对这些原因的所有想法。"

请忘记吸烟给您带来的享受！您需要尽快忘记吸烟给您带来的任何享受，不要让任何这种感觉存在于您的大脑，以免它在您未来戒烟的几个月内引诱您再次吸烟。忘记一支还没有开始吸的烟的味道；忘记打火机打开的声音；忘记点烟时的感觉；最重要的是，忘记您深吸了第一口烟以后给您带来的放松的感觉。其实这种感觉并不是真实的，因此您最好让这种感觉消失。当您度过了戒烟最初的戒断期后，您将发现：其实不吸烟，您才会更加放松、压力更小。

戒烟后，当您和您的朋友在酒吧，您的朋友点起一根烟时，您很自然的也容易点起一根烟。请记住，您再也不能这么做了。为了让您自己适应这种行为改变，您可以试着独自吸烟、即不和朋友一起吸烟。这会帮助您改变这种习惯性的行为。如果您的朋友要求您吸烟，您可以说想等下再吸烟，无需让他们知道您准备戒烟了。

戒烟誓言与戒烟协议书

建议您现在拿出您专用的日记本或翻到本书附录第 189 页至 190 页，制定您的戒烟合约。您需要写下戒烟誓言和戒烟协议书。写下戒烟誓言，制定并签署戒烟协议书，对您成功戒烟非常有帮助，这是您戒烟的重要动力。

您可以根据自己的情况，写下您的戒烟誓言（表格见本书附录第 189 页）。

戒烟誓言示例：

戒烟誓言

我是张 × ×，我决定彻底戒烟。我对自己和家人发誓，在用 2 周的时间做好充分的戒烟准备后我将完全停止吸烟。如果发现自己想吸烟，我会克服困难，戒烟路上勇往直前！

宣誓人：张 × ×

2019 年 10 月 18 日

写出并签署戒烟协议书

您需要填写并签署戒烟合约（协议书），标出具体的戒烟日期，并写出其他重要信息（例如，戒烟的主要原因，戒烟的好处，可以联系并获得支持的个人等）。如果您戒烟的原因是想为小孩做一个好榜样，您可以让您的孩子作为见证人；如果您戒烟的原因是为了让爱人孕育一个健康的宝宝，您可以让您的爱人作为见证人。记得一定要标出具体的戒烟日期。戒烟协议书示例如下所示。

戒烟协议书示例（详见本书附录第190页）：

戒烟协议书

戒烟是我能为自己和家人的健康做出的最好的事情。我已经决定是时候戒烟了。因此，我，（填写姓名）________，将于（填写日期）________戒烟。

我戒烟的主要原因包括：

____

____

____

____

我知道戒烟会带来以下好处：

____

____

____

____

____

我将很想摆脱的关于吸烟带来的最糟糕的事情，包括：

____

____
____
____
____
____

我在保持戒烟时可以联系以获得支持的人是：

____
____
____
____
____

签名：______________________ 日期：________________

见证者签名：__________________ 日期：________________

戒烟的担忧

吸烟给您带来了多年的舒适和快乐。对于很多人来说，香烟已经成为一个可靠的朋友，也可以给自己带来一种安全感。当我们已经习惯了吸烟，某一天突然想要作出改变时，我们可能会感到恐惧或出现不安全感。就像您放弃与一个亲密的朋友或同伴长期相处的关系时会感到犹豫、害怕一样，您可能会害怕戒烟。与戒烟有关的常见的恐惧或担忧有很多，包括担心体重增加，担心不能够应对压力，担心与吸烟的朋友隔绝，担心在伴侣身边“牢骚满腹”，或者担心再次戒烟失败……认清您的恐惧或担忧很重要，这样您才能有效地挑战它们。如果您不克服这些恐惧或担忧，您就会开始为重新吸烟找借口。

请在表 4 的左手栏中找出并写下您对戒烟的恐惧或担忧，选择是否合理，挑战合理化，消除恐惧或担忧。

表 4 对戒烟的恐惧或担忧

恐惧或担忧	是否合理?	挑战合理化，消除恐惧或担忧
	□合理 □不合理	
	□合理 □不合理	
	□合理 □不合理	
	□合理 □不合理	

现在浏览一下表 3，并在中间一栏中分析并选择是合理的恐惧或担忧还是非理性的恐惧或担忧。例如，对体重增加的担忧，是一种合理的担忧，因为大多数人在戒烟后的几个月内体重会增加 2.5 ~5 公斤。比如您担心戒烟后犯烟瘾时因难以抵抗这种诱惑而上吊自杀，这种担忧就是不合理的。如果您觉得这种担忧是合理的，请暂时不要把精力放在戒烟上，您可能有更重要的问题需要面对，需要及时去医院就诊。

在表 3 的右手栏，请写下您对这些恐惧或担忧的挑战。例如，“如果我注意自己的饮食习惯或多锻炼，我可能就不会让体重增加很多。体重增加一点点也没关系，远远抵不过吸烟的危害。”

如果您很难克服您的恐惧或很难消除您的担忧，请随时咨询您的好朋友，或向成功戒烟的人寻求帮助，或寻求专业人员的帮助。

在接下来的一个月里，密切关注您的恐惧或担忧，并合理化它们。如果您现在开始将这种恐惧与担忧合理化，那么接下来您就需要挑战并消除它们。您可以回头翻看第一周时您写下的戒烟的理由，反复阅读它们，一遍又一遍地提醒自己，直到您的恐惧或担忧消失，或者直到您认为它们是不合理的。这种方法称之为与自己对话，我们将在后面的几周更详细地讨论如何与自己对话。

下面介绍一些例子，以及如何让这些例子合理化。

1.“我的爷爷活了97岁，他直到过世前都一直每天吸烟，所以我不需要戒烟。

合理化：“我不能指望自己像爷爷这样幸运，好的遗传基因也不能补偿吸烟对身体健康的危害。”或者“任何事情都有例外，我爷爷是个例外，我若一直吸烟，不一定会有这种例外。”

2.“我可以证明，我能做到。”有的人觉得就算自己再次吸烟了，想戒烟时也可以随时戒掉。

合理化：“我戒烟以后再也不吸烟了，以此证明自己可以做到。”

3.“我没法戒烟，因为我尼古丁成瘾了。”或者“我曾经试过很多方法，也寻求过专业帮助，还是没能成功戒烟。”

合理化：“我现在处于很艰难的时期，但是我可以做到不吸烟。”

4.“因为戒烟我让自己的爱人、孩子、老板、朋友生气了。”

合理化：您可以对孩子或老板说，“我现在正在戒烟，可能情绪不稳定。如果我让您或您们生气了，请多多包涵，我不是故意的，不久以后我就会好起来的。”

总之，上面只是例举了其中的几个例子，您需要将所有与戒烟有关的想法合理化。合理化记录表见本书附录第191页。

奖励自己

在一周关于"提高您对吸烟行为的认识"这一部分内容中，提到了经典条件反射和操作性条件反射。还记得巴甫洛夫和他的狗吗？操作性条件反射证明，有奖励的行为比没有奖励的行为更容易重复。无论是过去还是现在，吸烟对您来说都是一件令人愉快的事。现在您可能会觉得戒烟是在剥夺自己，您正在放弃一些多年来一直让您感到安慰、愉快或无法抗拒的东西。

您需要弥补生活中失去的快乐，以增加您继续不吸烟的可能性。您需要奖励自己的努力。戒烟并不容易，需要高度的自律。对许多人来说，自律等于剥夺。如果您觉得您在剥夺自己的快乐，那么您就会更觉得自己是个受害者而不是受益者。您需要控制自己的情绪，需要用其他的快乐来取代吸烟带来的快乐。

为了强化您的戒烟行为，您需要即刻的、频繁的、令人愉快的奖励。虽然戒烟的回报可能是多活了10年，但您不应该再等几十年才体会到回报。假设您现在78岁了，您怎么知道后面的10年是因为您戒烟而得来的？其实，戒烟带来的很多长期益处，如生命周期的延长，并没有一个可以看得清的确切的界限。正因为这样，除了发现戒烟带来的长期回报，您还特别需要寻找到戒烟带来的短期回报或奖励。它们必须是当时可以享受的现实奖励。

接下来，请列出您成功戒烟的每一周的奖励。请记住，每一周都不要忘记奖励自己！也请记住，成功不一定是指"全或无"。例如，假设您要减少1/3的香烟量，从每天30支减少到这个星期每天20支。但周四那天，因为您和您的爱人吵了一架，所以您抽了22支。周五，您对您的行为进行了评估，并决定坚持戒烟这个目标。您还决定周五当天再少抽两支烟来弥补您周四多抽了2支烟的过失。这也是一种应该得到回报的成功。有时候，仅仅是下定决心让自己振作起来，继续您的戒烟计划就是一种成功。

奖励自己的一些例子：

♣ 娱乐奖励

- 参加艺术和手工艺表演。
- 听音乐会。
- 参观艺术画廊。
- 学习一项新技能（可报名参加课程来学习您一直想学习的技能）。
- 听一个很棒的播客。
- 聆听具有激励或放松作用的音乐。
- 与朋友一起度过一个美好的夜晚。
- 打台球。
- 玩您最喜欢的游戏。
- 参加体育比赛。
- 去电影院看电影。
- 唱卡拉 OK。
- 参加烹饪、陶艺、摄影等课程。
- 举办一个盛大的聚会。
- 参观博物馆，从“免费”博物馆开始。
- 在家观看（或重看）一部电影。
- 观看有趣的网络视频。

♣ 食物奖励

- 早上享用纯天然的健康饮料。
- 买您最喜欢的糕点或蛋糕。
- 使用昂贵的材料煮您最喜欢的菜。

- 喝一杯(或两杯)苹果醋。
- 在您最喜欢的餐厅吃饭。
- 买您最喜欢的、昂贵的水果。
- 在户外享用午餐。
- 做一些美食甜点。
- 订购最爱吃的套餐。
- 下班休息，购买您最喜欢的冰淇淋或冷冻酸奶。
- 买最爱吃的披萨。
- 买一些您最爱吃的零食。
- 吃一顿高档的西餐。

♣ 自由奖励

- 给您喜欢的朋友或家人打电话，或与他人共度一天。
- 找本有趣的成人着色书来涂色。
- 建立个人私人空间，可以在家里创造一个可以放松身心的私人空间。
- 唱歌、跳舞。
- 指定一个懒惰的日子，什么都不做。
- 做填字游戏。
- 画画或涂鸦。
- 搞一点园艺。
- 享受泡泡浴或长时间淋浴。
- 享受家庭温泉日。
- 不用手机、电脑一小时。
- 做一些针织品、十字绣或缝制衣物、玩偶。
- 躺在吊床上。
- 点燃蜡烛，比如说具有淡淡的香味的蜡烛。
- 和朋友一起玩扑克或其他纸牌游戏。

- 荡秋千。
- 拍自拍照。
- 在工作日休息一下。
- 参观图书馆或书店。
- 做志愿者。
- 给一段时间未与之交谈过的朋友或家人写一张便条。

♣ 自我关爱奖励

- 预约私人教练。
- 修指甲或修脚。
- 理一个新发型或尝试新鲜发色。
- 去商店购买适合跑步的运动鞋。
- 为户外运动增添一些新的色调。
- 给自己买一瓶花香沐浴露或乳液。
- 做一次 SPA。
- 雇人来打扫您的房子。
- 买一些吸湿排汗的运动袜。
- 购买喜欢的健身器材。
- 把今天的待办事项列表推迟到明天。
- 周六早上与朋友见面，品尝卡布奇诺咖啡或早午餐。
- 您可以在豪华水疗中心享受一天时光。
- 练习创意写作。
- 报名参加慈善步行或跑步活动。
- 注册一个健康的订阅框。
- 无缘无故地休息一天。
- 花 5 分钟自由呼吸。
- 无忧无虑地睡个午睡。
- 将您的爱车进行由内而外的清洁。

- 享受一次按摩。
- 穿一套让您感到自信的衣服。
- 买一套喜欢的西服或休闲服。
- 早点睡。

♣ 购物奖励

- 开始“奖励积蓄”，用钱奖励自己。
- 开始收集邮票、动作人物、体育纪念品等，享受寻求、拥有和发展您收藏的快感。
- 浏览跳蚤市场、古董店或旧货店，也许您终于找到了一直在寻找的一件家具。
- 购买汽车或家用立体声音响，或大屏幕电视。
- 买一个花哨的新水壶或瓶子。
- 买彩票。
- 为您的客厅或卧室买一幅新画，为您的周围环境增添光彩。
- 购买新的应用程序。
- 购买您想要的优质产品。
- 买一本新书并阅读，并安排不间断的阅读时间。
- 买一个新的钱包或笔记本电脑包。
- 购买新的锻炼服装。
- 为您的床头柜或花园购买植物。
- 买一个小型个人搅拌机。
- 购买或制作一件特殊的珠宝。
- 购买能让您的工作更加愉快的东西，比如新的相框或书桌玩具。
- 给自己买一束鲜花，摆放在办公室或家里。
- 给自己买一本好的日记本，写出您的目标和梦想。

- 给自己买一条漂亮的围巾、一顶帽子或一条领带并戴上它。
- 给别人一个意外的礼物。
- 购买娱乐杂志，阅读最新的名人和时尚新闻。
- 买一对高端无线耳机。
- 购买舒适的鞋子，让您爱上慢跑或散步。
- 重新装修您的卧室。
- 购买商店正在销售的具有折扣的衣服和配件。

♣ 旅游/户外奖励

- 寻找新的行走伙伴。
- 生一堆火，享受其舒适的温暖。
- 探索您从未花时间参观的当地热门景点或旅游景点。
- 在公园悠闲地散步。
- 享受户外运动。
- 在植物园享受花朵的绽放。
- 找一个安静的地方坐下来。
- 暂时不做任何事。
- 享受阳光或感受微风。
- 放风筝。
- 和朋友一起踢球。
- 打保龄球。
- 去露营，享受清新的空气。
- 去划船或冲浪。
- 去骑自行车。
- 去游泳。
- 去寻宝。
- 骑马。
- 去看星星。

- 去商场。
- 去野餐。
- 与家人或好朋友一起计划周末度假。
- 种植一棵树。
- 爬山。
- 坐在沙滩上。
- 周末在乡村小院住宿。
- 花一周时间游览您最喜欢的公园。
- 学习游泳。
- 和朋友或家人一起玩耍。
- 度过一个迷你假期。
- 乘坐河船或帆船。
- 参观自己挑选的农场或果园，摘草莓、苹果和其他本土的水果和蔬菜。
- 观看日出或日落。

正如以上所列出的，有很多方法可以奖励自己。有些是小奖励，只需几分钟，不需要任何金钱，而有些奖励可能既昂贵又能改变生活(以积极的方式)。使用此列表时，请确保奖励与您的戒烟成就相匹配。

现在请您列出自己的奖励，包括短期奖励和长期奖励(奖励表格见下页或本书附录第 192 页)。

提示：如果您把体重增加列为恐惧或担忧之一，那就一定要避免与食物相关的奖励，您可以考虑把健身房会员资格作为一种奖励。如果您把缓解紧张列为一种恐惧或担忧，那就可以考虑把一次全身按摩或足浴作为一种奖励。记住：要选择一些对您有帮助、能增强戒烟自信心或让自己放松的奖励。

短期奖励表

第____周	奖励
1	
2	
3	
4	
5	
6	

现在确定成功戒烟后 1 ~6 个月，甚至 1 年的长期奖励。许多人喜欢用 1 年不吸烟节省下来的钱(假设每天吸 1 包烟，则全年花费为 7000 ~10000 元)买一个特别的礼物或度个假。

长期奖励表

第____个月	奖励
1	
2	
3	
4	
5	
6	
1 年	

提前了解诱发您吸烟的因素

吸烟是一种根深蒂固的行为。吸烟经常遵循刻板的惯例，吸烟行为可能与特定的情境、地点、情绪有关，吸烟甚至与经常出现的人有关。随着时间的推移，上述这些因素可以作为吸烟的触发器，使戒烟者出现强烈的吸烟渴望。这并非吸烟所特有的，所有成瘾物质的使用（如吸毒、酒精使用）都有这种特征。最常见的吸烟诱惑是与吸烟有关的用具和行为，例如香烟、烟灰缸、打火机和火柴等很容易成为强烈地诱发吸烟的因素。当这些用具出现时，戒烟者会出现强烈的吸烟欲望。

您可以试着问自己，如果在戒烟过程中，在家里某处发现香烟会有怎样的心理感受或可能会发生什么？您会想吸烟吗？很多人的回答是“真的会想吸烟”。因此，让自己尽量不要暴露于具有常见的吸烟触发因素的环境中，这在戒烟过程中尤其重要。清除所有的香烟以及与吸烟相关的所有工具（例如，在戒烟之前就扔掉烟灰缸和打火机等），是减少此类触发因素的第一步也是最重要的一步。

提前发现并列出那些诱发您吸烟的因素。这里所指的诱发因素，是指那些容易和吸烟联系起来的时间、地点、场景。什么时候您最想吸烟？对有些人来说，可能是打电话的时候。如果是这样，那么，在打电话前，请准备好一根牙签或一根黄瓜或一根手指饼干什么的。

一位成功戒烟者说：“在我戒烟期间，每当我进入车里，尤其是开车前，特别想吸烟。我就清理了所有与吸烟有关的东西，车里弄得干干净净，一点味道都没有。这样一来，新的味道会提醒我：我现在是非吸烟者。”

远离危险情况

提前了解还有哪些情况可能会增加您对香烟的渴求或降低您戒烟的毅力。有些人会发现，当有吸烟的朋友在自己周围时会比较危险，特别是戒烟早期。比如，和大家一起聚餐时就特别危险，因为聚餐后可能会有人递烟给您，即使很多饭店都是禁止吸烟的，但是仍有人会在饭店吸烟。戒烟早期，尽量少参加这种聚会，避开有吸烟的朋友在的地方。

然而，还有一些其他与吸烟有关的刺激因素，可能难以减少或消除。准备戒烟的人可能暴露于许多不同的情境、人群、情绪状态，或与吸烟密切相关的地方。在开始戒烟尝试后，这些都可能难以避免。提前了解好那些潜在的触发因素，并决定如何应对它们，这有助于提高戒烟的成功率。

您在戒烟前，需要了解这些吸烟相关的诱发因素，询问自己最近的情况和吸烟经历。最有可能在一天中的什么情况下吸烟？心情如何？并且在哪种特定的情绪中会增强或减少吸烟的可能？吸烟时都有谁在场？准备戒烟者在戒烟前就要对此进行练习，对吸烟行为进行一些自我监控并填写每日吸烟监测表（表5）。您可以从练习中学到很多内容，您也会发现，吸烟的自我监控非常有用。下面举例说明张先生整个上午的吸烟情况和当时的地点、情境、人物、想法、想吸烟程度、负性情绪、感受或吸烟原因。

表 5　张先生某日吸烟监测表

吸烟时间	地点	情境	和谁一起?	想法	想吸烟程度(0～10分)	负性情感值(0～10分)	感受或吸烟原因
7:30am	床上	刚醒来	独自	不想上班	9	8	好困啊
7:50am	上班途中	走在路上	独自	不会迟到吧	6	6	担心迟到
8:20am	快到办公室路上	快到单位	独自	马上不方便抽烟了	6	7	需要打起精神了
9:00am	厕所	上厕所	独自	今天好多事，悄悄来一根烟	5	6	有点压力
10:10am	办公楼外	外出办事	和吸烟同事	同事递烟给我，必须抽	5	2	没啥感觉
10:30am	停车场	在停车时	和吸烟同事	事情没办好	7	8	有点烦
11:50am	餐馆	准备吃午饭	和吸烟同事	又到吃饭时间了	8	3	有点累了

您也可以像张先生一样，在一天中对自己的行为和情绪进行识别，对可能作为吸烟触发因素的地点、情绪和人物进行描述后，制定相应的应对这些触发因素的有效应对措施和方法。您也可以参考下面这些例子。

避免和处理吸烟相关触发因素，让您远离危险情况的例子：

- 让您的家庭无烟。
- 扔掉打火机、火柴和烟盒。
- 清除所有香烟，将它们分成两半，然后冲下马桶。
- 清洁并丢弃房间、办公室中的烟灰缸。

- 在禁烟区打发时间。
- 尽量远离吸烟的人。
- 在家中或办公室做更多与吸烟无关的事情。
- 改变您的日常生活模式。
- 调整新的起床时间。
- 改变洗澡、吃早餐、遛狗等活动的顺序，并阅读书籍。
- 改变工作模式。改变脱掉外套的顺序，阅读邮件，计划您的一天，和别人聊天。
- 采取新的工作路线，收听新的歌曲，打开或关闭窗户。
- 避免疲倦，或早点睡觉以对抗任何困倦的感觉。
- 保持忙碌。
- 填充您用于吸烟的时间。
- 拜访不吸烟的朋友。
- 修理东西，打扫卫生或做点别的事情。
- 开始寻找一个吸引您注意力的新爱好。
- 去看电影。

最大程度地避开吸烟者、毁灭证据

戒烟第一天的头几个小时内，就会开始出现戒断症状。一般人都会出现情绪的变化、心理上的难受以及对吸烟强烈的渴求。无论您怎么做，通常都难以避免这种情况的发生。最开始的几个小时甚至几天，您将受到这种折磨，因此您需要做一切可能帮助您度过这一段艰难时期的事情。

首先，在最初的几天最大程度地避开吸烟者。如果您有很多吸烟的朋友，这将是很难做到的事情。这时候，您可以告诉他们您已经准备戒烟了，让他们理解您的行为。大部分的吸烟者会理解您，尽量不在您身边吸烟。但是，这只是暂时的，您最终还是需要接受可能会有吸烟者在您身边的情况，因此您不用避开他们太长时间，只是最开始的一周或几周。

除了避开吸烟者以外，您还应尽自己最大的努力抵制一些情况下吸烟的诱惑，例如餐后、和朋友一起喝酒等。有很多克制这种吸烟渴求的方法，您可以多试几种方法，包括深呼吸等。

一名成功戒烟者说："每当我出现吸烟渴求的时候，我就嗑瓜子，让嘴巴不停下来，直到吸烟的渴求完全消失。通常，我的渴求会随着我的这种嗑瓜子行为停止而消失。"

此外，您还需要毁灭吸烟的证据。当您吸完最后一支烟时，请消灭您曾经是吸烟者的一切证据。扔掉您的烟灰缸、打火机，扔掉所有与烟草公司、香烟品牌有关的东西，扔掉那些容易和吸烟联系在一起的所有东西。不幸的是，最终您会发现，您不可能彻底扔掉所有的可能提示您曾是吸烟者的东西，只要尽自己最大的努力就行。如果可以的话，请在睡觉前将您所有有烟味的衣服洗掉，这样就不会提醒您，您曾经是吸烟者。

帮助您应对这些诱因的另一种方法是提醒自己戒烟的原因。因此，您可能需要列出如前面所建议的戒烟理由，请您识别并圈出戒烟理由中最重要的那一条。时刻用它来提醒自己。把这句话写在卡片上，并放在口袋里，作为一种应对吸烟相关诱发因素的方法。

记录吸烟情况和当时的地点、情境、人物、想法、负性情绪和感受，有助于寻找吸烟过程中的外界刺激是如何变成吸烟的条件线索或触发因素的。在戒烟日即将到来之前，应鼓励吸烟者积极消除、避免或改变您已经确定的潜在吸烟触发因素。在这里，我们会再提供一些可以帮助完成这些的技术和方法，旨在帮助您在戒烟过程中减少戒烟的阻碍因素，使戒烟变得更轻松些。

在戒烟日之前，您应该搜索一下自己的房间、汽车、办公室等地方，清理所有和吸烟相关的东西，如烟灰缸、打火机、火柴、烟灰、香烟和烟盒。如果您有特别珍贵的与吸烟有关的物品，应该将其隐藏起来，或交给家人保管，或立即将其用于其他目的。例如，一个特别的烟灰缸，可以将其进行消毒，将其作为无糖糖果缸、干果缸，或者用于其他用途。清理所有与吸烟有关的物体，准备这个步骤对最初几周成功戒烟至关重要。其原因主要有两个：第一，清理这些物体，减少了您接触到这些熟悉的吸烟相关的物品的机会，从而减少了对吸烟的渴求；第二，清理了吸烟相关的物品，代表减少了吸烟的可获得性，这种情况下，当吸烟渴求来临时您会知道自己没法马上吸烟，于是吸烟的渴求也会大大减少。与随时可以吸烟的环境相比，不能立即吸烟的环境（如在飞机上）有助于降低吸烟渴求。此外，清理这些吸烟相关物品，也可以进一步显示出戒烟日的重要性，从而增加戒烟动力。您在戒烟前，将自己的家变成不吸烟者的家对戒烟也很有帮助。就像大多数吸烟者在非吸烟者的家中做客一样，当家中没有吸烟相关物品、不具备吸烟环境时，更容易避免吸烟，保持戒烟状态。

处理与吸烟相关的环境和情境

许多与吸烟有关的环境刺激和/或情境，即使在没有任何特定的吸烟暗示的情况下，也能唤起强烈的吸烟欲望，面对那些地方或情境时，戒烟将更加困难。但是，无论是离开还是无限期地避开这些与吸烟有关的地方和/或情境，对很多人来说都是不太可能的。因此，戒烟者需要继续准备应对这些触发因素和减少暴露的方法。具体而言，您可以采取如下措施。

1. 改变日常生活规律

吸烟和其他成瘾物质的使用一样，可以变成一种习惯方式，或仪式动作，即一种随着时间的推移而形成的日复一日的、相同的、有规律的活动。回忆一下自己一天之中容易在哪里、在哪些情况下吸烟，这样就很容易了解到自己的日常生活规律。

下面以张先生为例，他回想了在一个典型的日子里他的日常生活和工作情况，并特别专注于他的吸烟行为。

张先生说："我一般早上7:30起床，起床的时候我会吸一支烟，然后刷牙、洗脸、换衣服。7: 50左右出门上班，大约8: 30到单位。走路上班，耗时40分钟左右。我会在上班的路上吸2支烟，出门之后和到单位之前各吸一支烟，因为进了办公室就不能吸烟了。但是，偶尔忍不住的时候，我会在上厕所的时候吸烟。如果上午不外出办事的话，我在上午休息的时候会和吸烟的同事一起在办公楼外聊天、吸烟，这期间我大概吸2支烟。如果事情真的很多，我可能上班后整个上午的时间都不会吸烟。直到中午下班后，我会在吃饭前后各吸一支烟。中午休息的时候，以及下午上班之前，我一般会各吸一支烟。下午上班时间如果特别忙，我在下午下班之前都不会吸烟。如果有空余时间，我会叫同事一起到办公楼外吸1~2支烟。下午下班后回家也会吸烟，整个晚上吸4~8支烟(如果晚上没什么事，一般在饭前、饭后各吸一支烟，晚些时候再吸一支烟，睡觉前吸最后一支烟)。如果晚上约了朋友在餐馆吃饭、喝酒，之后再去麻将馆打麻将，可能吸更多烟，具体看大家一起吸烟的情况，一般半包烟左右。我有个吸烟的好朋友，我们经常晚上在一起吃饭、打牌、聊天。和我这位吸烟的朋友在一起时，我往往会吸很多的烟，我那位朋友从来不想戒烟。"

张先生陈述的是在一个典型的日子里他吸烟的情况。通过这种回想，戒烟者可以预测到大部分的吸烟行为将在一天之中的什么时候发生。因此，绝大多数的吸烟者都可以预测自己在一天中的哪些情况下会吸烟。然后，适当地改变生活规律可以帮助吸烟者避免出现与吸烟密切相关的行为。

具体到上面的例子：张先生的日常生活规律有很多可以发生改变的情境。首先，应该鼓励张先生改变早上的活动。例如，他可以早一点起床，比如在 7 点钟左右起床，还是同样的时间吸烟(7:30 吸烟)，这样就是在刷牙、洗脸、换衣服之后才吸烟。虽然是同样的时间吸烟，但是吸烟的意义可能就不一样了。这种方法可以教会他如何应对吸烟渴求，而且有助于锻炼其对尼古丁耐受性的承受力。另一种方式是，他可以晚几分钟起床，这样一来早上的时间就会非常紧，他可能起来以后就发现没有时间吸烟了，要不然就可能会迟到。

此外，张先生每天早上 7：50 左右出门上班，大约 8 点半到单位(走路上班，耗时 40 分钟左右)。张先生认为这个时间正好是走路锻炼身体的时间，但是他会在上班的路上吸 2 支烟。建议张先生将走路改为跑步，跑步上班同样可以起到锻炼身体的作用，但可能只需要消耗 20 分钟左右的时间，可以提前 20 分钟到办公室。在这个跑步的过程中，可以特意减少这两支烟。因为，在走路或散步时可以吸烟，但跑步时，很难做到同时吸烟。所以，这个行为的改变，有助于减少吸烟的可能。以此类推，后面的与吸烟相关的行为，都可以进行调整。

2. 避免待在与吸烟有关的地方

绝大多数吸烟者都可以轻松识别那些与吸烟有关的、能引起强烈吸烟渴求的地方。例如，酒吧、餐馆、麻将馆等场所常常容易触发吸烟行为。尽可能地避免去这些地方，特别是在刚开始戒烟的最初几天。但是，有一些与吸烟有关的地方，如吸烟者的家或汽车，往往难以避免或需要付出很大的努力才能避免。

您应该避免到酒吧或其他允许吸烟的社交场所，至少在戒烟的第一周内避免去这些有高危复吸可能的地方。此外，应避免饮酒。饮酒不仅容易引起吸烟的欲望，而且还会损害冲动控制的能力，会降低吸烟者对戒烟的决心。研究表明[25]，即使没有吸烟的暗示，酒精也会增加对香烟的渴求。

容易引起吸烟的地方都应该尽量避免，至少在戒烟的第一周内不能到酒吧、餐馆和麻将馆这些地方。办公楼外也应该尽量避免，可以将休息的地点换到办公楼内，和不吸烟的同事聊天，或者在办公楼内散步等。至于家里，这是在戒烟前需要做好准备的地方，必须将家里所有与吸烟相关的物品全部清理掉，将允许吸烟的家变成不允许吸烟的家，并得到家庭成员的监督。

依次识别和处理可能引起吸烟的地方，直到针对每个地点都明确地制定了一套应对计划。为了让戒烟更容易，您需要放弃已经习惯做的一些事情，同时学习和适应做一些新的事情。

3. 如何面对生活中其他吸烟者?

对于戒烟者来说，与其他吸烟者打交道可以引起强烈的吸烟渴求，特别是那些过去常和自己一起吸烟的吸烟者。前面谈到，当看到香烟、烟灰缸和打火机，以及闻到燃烧的香烟的味道时，都可以引起强烈的吸烟渴求，从而让很多戒烟者再次吸烟。面对吸烟的人更是如此。因此，许多戒烟者需要与不支持自己戒烟的其他吸烟者和非吸烟者抗争，包括其他重要人物、朋友等。戒烟者需要向他们解释自己戒烟的重要性。戒烟者不能要求别人也戒烟，但是可以要求他们尽量避免在自己面前吸烟。可以和这些人达成协议：如果其他人愿意给自己提供戒烟支持，努力避免在自己面前吸烟，反过来自己也会帮他们做一些事情。如果无法达成协议，需要想清楚自己该如何与吸烟者保持距离。

继续以张先生的情况举例，他有吸烟的同事和一个吸烟的好朋友，他们经常在一起吸烟。他会和吸烟的同事一起在办公楼外吸烟、聊天；还有一个吸烟的好朋友，他们经常晚上在一起吃饭、打牌、聊天，这个时候他会吸烟比较多。他花了很多时间和吸烟的朋友在一起，他们似乎对张先生戒烟并不感兴趣。这对他有什么影响，他该如何做好准备呢？

张先生说："我想过这个问题，我想避免与吸烟的同事和好朋友相处是最难的事情，特别是好朋友，我们关系太好了，一直在一起玩。我和吸烟的同事聊过，我准备戒烟，要他以后休息时间不要叫我一起在办公楼外面聊天和吸烟，他答应我了。我准备上班休息时就在办公楼里面活动一下或者和不吸烟的同事聊聊天，这点还比较容易做到。我那个吸烟的好朋友不想戒烟。我和他商量过我戒烟的事情，他不支持也不反对。但是他答应了我在这一个月内不会叫我出去吃饭、喝酒、打麻将，也会尽量避免递烟给我或在我面前吸烟，直到我戒烟满一个月。我想我还是要为自己制定一个规则，以便远离吸烟的人群，我认为这样会让我更有控制力，也更容易戒烟。"

通过清理与吸烟相关的物品、改变习惯来处理触发吸烟的各种因素，避免待在与吸烟相关的地方，并制定如何与其他吸烟者打交道的计划，这些对成功戒烟来说，都是非常重要的步骤。但是，许多吸烟相关的诱发因素不可能避免或改变，此外，大多数人还会遇到他们没有应对计划或者没有预料到的阻碍和困难。面对这些情况，您还需要准备好一些应对策略，以便更好地应对吸烟的冲动。接下来，我们将介绍在这些情况下该如何应对。

应对吸烟冲动的技能是戒烟所需的关键技能之一。许多吸烟者认为，通过意志力可以控制吸烟冲动，其实没有任何证据表明意志力是一种有效的应对方式。前面提到过，大多数吸烟的冲动或渴求只会持续几分钟，渴求将随着时间的延长慢慢消失。应对渴求的策略有很多种，不同的戒烟者可能喜欢不同的策略。因此，准备多个策略，并灵活使用它们来应对吸烟渴求，对戒烟取得成功至关重要。

策略1：认知策略

提醒自己戒烟的积极作用（例如，促进健康、改善外表、自我感觉良好、征服感和成功感，以及节约金钱等）和继续吸烟的不良后果（例如，手和衣服上的气味，健康损害，对别人造成的二手烟危害和环境危害，浪费了迄今为止用于戒烟的努力，吸烟的负面经验等）。更多相关内容可以参考本书绪言中的“吸烟的危害”部分。另外，可以提醒自己为什么戒烟，把戒烟理由中最重要的那一条拿出来，不妨反复默读或大声读一读。当吸烟渴求来临的时候，这样做可以帮助自己对抗渴求。吸烟渴求强烈的时候，这些认知策略有助于您重点关注戒烟的重要性从而阻止自己吸烟，直到渴求缓解。

策略2：保持忙碌

戒烟还有一个关键的挑战是，在吸烟的时候，这些时间是用于吸烟行为的，而戒烟后这些时间用来做什么呢？这需要在戒烟前做好计划，因为“无聊”常常是导致戒烟者再次吸烟的常见诱因。保持忙碌是应对吸烟渴求或冲动的重要方法。建议您用新的活动来填补空缺的时间。像玩游戏、读书等活动都可以，但是一定要提前做好计划，要有具体的活动来打发原来用于吸烟的时间。也可以寻求更积极的活动，比如散步、打球、探望不吸烟的朋友或去看电影等，这些活动可以保护您免受因“无聊”而出现吸烟的诱惑。要让自己的身体和精神都保持忙碌状态，特别是在戒烟初期，这个阶段其实经常会想吸烟。

策略3：保持双手忙碌

许多戒烟者在戒烟的时候，总觉得手上没有拿着烟，好像少拿了东西似的。为了解决这个问题，可以让手忙碌起来，例如操纵一个小物体，这是一种有效的应对方法。有些人手上若是拿着纸夹、铅笔、吸管、指间陀螺或任何别的东西，会觉得手指比较适应。当吸烟渴求产生时抓住压力球也可以帮助自己对抗吸烟渴求。

策略4：手边有健康的零食

请在戒烟期间准备一些"零食"，一方面是因为您错过了吸烟带来的口腔上的满足感，另一方面是因为戒烟后食欲增加了。因此，不妨事先准备些健康的零食。黄瓜条、肉桂棒和普通口香糖等都是不错的选择。可以随身将这些零食带着，在原来用于吸烟的时间，以吃零食的方式来代替吸烟行为。

策略5：放松训练

压力常常是戒烟的重要阻碍因素。很多戒烟失败的人都是在感受到过大的压力时又重新吸烟的。虽然吸烟貌似可以缓解压力，但几乎没有经验证据支持"吸烟实际上可以减轻压力"这一观点，与继续吸烟者相比，成功戒烟一年者报告了更少的压力性事件[26]。因此，学习一些健康的缓解压力的方法，可以帮助您更轻松地戒烟，提高戒烟成功率。具体内容参见本章中"放松训练"等相关内容，您需要在戒烟开始前进行练习并掌握它。放松训练除了有助于缓解吸烟渴求，也有助于调节焦虑、抑郁等情绪。放松训练对于缓解正常人的生活压力、改善生活质量也有帮助，您也可以邀请自己的爱人或任何其他支持自己戒烟的人一起做放松训练。

第三周　应对压力

首先，请对您前面学习过的内容进行复习。您在第一周学习了如何增强自我意识，第二周学习了如何为戒烟做好准备。您已经进入了戒烟的准备阶段，设置了戒烟日，学习了一些如何为成功戒烟做好准备的方法。第二周主要包括以下内容：

- 检查自我监测表。
- 现在开始选择戒烟方式。
- 设置戒烟日。
- 改变您对吸烟的思维方式。
- 戒烟誓言与戒烟协议书。
- 戒烟的担忧。
- 奖励自己。
- 提前了解诱发您吸烟的因素。
- 远离危险情况。
- 最大程度地避开吸烟者、毁灭证据。
- 处理吸烟相关的环境和情境。

欢迎您进入第三周，为更美好、更健康的生活而戒烟。通过第一、二周的学习，您已经为彻底戒烟做好了比较充分的准备。如果您选择“逐渐减量戒烟”，实际上您离成为不吸烟者已经只有一半的距离了。一些最艰难的工作已经完成了，花点时间给自己鼓励一下，让自己更加振作起来。这个时候，您应该开始对自己成功戒烟的能力更有信心了。过好每一天，您会对自己的应对能力更有信心，也会对自己的无烟生活更有信心。

本周您将学习以下内容：

- 检查您的进度。
- 再减少三分之一的吸烟量。
- 打破旧习惯。
- 应对压力。
- 评估目前的应对技能：呼吸与肌肉放松方法。
- 提高应对技能。
- 继续奖励自己。

检查您的进度

在过去的一个星期里，您在减少吸烟方面可能已经取得了一些成绩。回顾您过去7天的“每日吸烟监测表”，如果选择“逐渐减量戒烟”，您是否遵守了您设定的吸烟量限制（如减少至原吸烟量的2/3）。如果您遵守了这个限制，那就尽情地庆祝吧，享受您的成功。如果您的吸烟量超过了设定的限制，您可能会有一种失败的感觉，此时，您可以花一点点时间（只是很短的时间）来惩罚自己，然后继续前进。重要的是，不要一直关注您的失误，并为此责备自己。这样做对成功戒烟没有帮助，只会削弱您戒烟的信心，降低您继续下去的动力。对您来说，更重要的是承认您的失误，并继续在您的戒烟计划中前进。

无论您是选择“逐渐减量戒烟”还是选择“立即完全戒烟”，请回顾上周学习的内容，包括戒烟的担忧，奖励自己，提前了解诱发您吸烟的因素，远离危险情况，最大程度地避开吸烟者、毁灭证据，处理吸烟相关的环境和情境。如果觉得自己没有掌握得很好，您可以继续花些时间复习上周学习的内容。

如果您出现了小失误也不要过分自责，重要的是对此进行分析，思考并回答以下问题。

戒烟准备期间“失误”后需要思考并回答的问题（表格形式详见本书附录第 193 页）。

1. 发生了什么事情，使我多吸了几支烟？
2. 当时我是什么感觉？
3. 这是一个典型的事件或感觉，还是出乎我的意料？
4. 在当时，我可以对自己说些什么（与自己对话）来劝阻自己不要吸这支烟？
5. 在这种情况下，我能做些什么来代替吸烟呢？
6. 我从这种情况中学习到什么？

分析完以后，重要的是要从中吸取教训，帮助您预测未来的“高风险”情况，并制定应急预案来应对这些情况。就像您或许参加过的那些看起来毫无用处的消防演习一样，您可能从来没有参与过这栋大楼的疏散，但事先制定一个如何应对的计划是很重要的。这有助于您知道如何应对火灾，并建立您有能力处理这种情况的信心。

请看看下面的例子：“上周我多抽了 2 支烟，因为当时去拜访了我女朋友的父母，吃完饭以后，我感到紧张，所以就抽烟了。”

第一步：确定风险情况（发生了什么事情，使我多吸了儿支烟?）：
- 未来岳父母带来的压力。

第二步：当时我是什么感觉？
- 我感到紧张、无聊和精力充沛。

第三步：这是一个典型的事件或感觉，还是出乎我的意料？

典型的事件，我几乎每个周末都去那里。我应该预料到这种紧张的气氛，因为这一年多来，每次都是同样的感觉。

第四步：在当时，我该对自己说些什么（与自己对话）来劝阻自己不要吸这两支烟？

我应该提醒自己，我可以应付压力，而吸烟只会增加我的焦虑情绪。我可以认为，吸烟会给我未来的岳父母带来不好的印象。相反，如果我不吸烟的话，岳父母可能会认为我是一个自律性很强的人，从而对我产生更好的印象。

我本来可以告诉自己，再抽一支烟只会伤害到自己。

第五步：在这种情况下，我能做些什么来代替吸烟呢？

我应该让自己放松一下，出去呼吸一下新鲜空气，做一些深呼吸练习，或者可以带些口香糖来咀嚼，以代替我的吸烟行为。

第六步：我从这种情况中学习到什么？

我有时会出现这种紧张、无聊的感觉，以后不要带额外的香烟或不要带香烟到他们家。带些糖果或口香糖来代替香烟。

现在，花一分钟回顾一下您在第二周列出的恐惧或担忧清单。如果您本来是计划要减少那一支烟的，但事实上却吸了。看看您有多少次是通过这些恐惧或担忧来为自己的行为找借口的。

再减少 1/3 的吸烟量

如果您选择“逐渐减量戒烟”，请在这周继续减少最初吸烟量（不是上周吸烟量）的 1/3。如果您选择“立即完全戒烟”，您可以忽略此部分内容。

按照同样的程序，请继续拿出您的“每日吸烟监测表”，检查您的吸烟模式，并减少那些排名最低“需要”的香烟。对于大多数吸烟者来说，一天中的第一支烟和最后一支烟是最需要的。其中部分原因是出于习惯，还有部分原因是因为尼古丁依赖。早晨的第一支烟可能是身体最渴望的，因为您的身体在休息了 8 小时后已经没有尼古丁了。

再一次分析吸烟时间、地点、情境、人物、当时的想法、想吸烟的程度、负性情感值、当时的感受或吸烟的原因。寻找与吸烟有关的人、地点和环境等模式。看看您选择吸烟的原因或您的心情，找出您认为“最重要”的与吸烟相关的因素（在 10 分制中占 8 ~ 10 分）。

现在，请继续拿出您的日记本，写出下列有关您吸烟习惯问题的答案（表格形式详见本书附录第 194 页）：

1．吸烟最常见的地方有：
2．吸烟最频繁的时间是：
3．最常和谁一起吸烟：
4．吸烟最多的时候感受如何：
5．吸烟最常见的原因是：
6．最想要吸烟的时间和原因是：
7．对我来说，什么情况最难控制自己不吸烟：

这周，您还需要思考并回答以下吸烟习惯和改变计划问题（表格形式详见本书附录第 195 页）：

1．导致我吸烟最常见的感觉是什么：
2．我吸烟最常见的原因是：
3．我打算戒掉这些香烟：
4．本周，哪些情况下最难做到不抽烟：
5．我应对这些情况的计划是：

打破旧习惯

在第一周的时候，我们讨论了习惯是如何通过条件作用形成的。您需要打破条件—吸烟反应的链子，学会改掉吸烟的习惯。这可以通过打断或打破吸烟与其他行为或场所的关联或耦合来实现。例如，去电影院看电影时，我们首先想到的食物是什么？爆米花。有些人甚至觉得不吃爆米花就不能在电影院看电影。为什么呢？因为我们产生了一个条件反射（其产生原理详见第一周"提高您对吸烟行为的认识"相关内容）：电影—爆米花。但是这些人，当他们在自己的客厅里看电影的时候，从没有考虑过吃爆米花。香烟也是如此。

现在请运用心理学的这一知识，随意地联系并回答您脑海中出现的第一个词。

1. 饭后：
2. 喝酒后：
3. 休息时间：
4. 开车前：
5. 从车库离开时：
6. 早上起床后：
7. 睡觉前：
8. 压力大时：
9. 心情郁闷时：

提示：答案很可能是香烟。

现在，您理解了吧。您已经确定了与吸烟相关的典型的情况，打破这些关联的下一步是在这些情境中插入障碍。例如，许多办公场所和政府大楼现在已经禁止吸烟。这时障碍就是：通过禁止在工作场所吸烟来迫使许多人减少日常吸烟。那些尼古丁成瘾很严重的人，他们会跑到楼外吸烟，哪怕楼外是寒风冷雨也要满足自己的烟瘾。这种障碍迫使他们只能待在特定的时间和地点吸烟，这使得吸烟非常不方便，有的人可能会觉得这么麻烦地去吸烟是不值得的，所以有的吸烟者选择等到下班后再吸烟。

改变与吸烟有关的日常习惯，例如：

1. 饭后立即离开餐桌。

2. 避免喝酒。

3. 在餐桌或客厅时，选择坐一张不同的椅子。

4. 睡前阅读或使用放松技能来放松大脑。

5. 早上起床后，先洗个热水澡，而不是用尼古丁来刺激自己。

6. 饭后去散步，阅读一本书，或者在休息时间或午餐后马上做一些放松练习。

7. 如果员工休息室是您过去吸烟的地方，或其他人继续吸烟的地方，请不要在那里逗留。

8. 探索并建立障碍，包括制定规则。那样会使吸烟变得特别困难。例如：

- 禁止在床上吸烟（出于安全考虑，这应该是一个普通的规则）。
- 卧室内禁止吸烟（或者整个房子内禁止吸烟更好）。
- 只在房子里最不舒服的地方吸烟，如浴室或地下室。
- 每一次吸烟前必须完成5分钟的运动。
- 每当做完不爱做的家务杂活时才允许吸烟。

- 禁止在车内吸烟。
- 永远不要把香烟或酒放在您的车上或后备箱里。
- 让爱人帮您拿着烟，您需要吸烟时问她要一支，而不是随意地、毫无意识地吸烟。

公布这些规则，或者将这些规则告知支持您戒烟的家人或朋友，这会让您更加遵守规则，因为这样做产生了遵守自己规则的社会压力。比如您可以将您的车内部全部清理一次，这样您就不会在车里闻到烟味了。当您决定禁止在室内吸烟时，请把您的房子打扫干净，窗帘进行清洗。最重要的是，要求其他人同样尊重规则，这将对戒烟起到支持作用。

面对它吧。如果您非常想要吸一支烟，您可能会在深夜按照您的规定从汽车后备箱中找到香烟并在车库里吸烟。但要确保这些香烟是在您的日常生活中允许吸的。这种方法会让您停下来，思考，然后决定您是否仍然非常想要那支香烟，即使它会给您带来不便。它还能帮助您消除吸烟和某些地方或某些行为之间的联系。对于那些惊讶于自己在不知不觉中抽了很多烟的人来说，这一技能将帮助他们更加清楚自己的吸烟决定。

现在，请拿出您的日记本和笔，写下您的吸烟习惯改变计划（表格形式见本书附录第 196 页）。

本周，我打算改变以下吸烟习惯：

压力

在介绍如何应对或处理压力前，先对“压力”进行简单介绍。压力分为精神/心理与物理两个领域的定义。如果您的第一反应是压力的物理定义，那您很可能不需要学习这部分内容。

从心理学角度看，压力是心理压力源和心理压力反应（或应激源和应激反应）共同构成的一种认知和行为体验过程。通俗地讲，压力就是一个人觉得自己无法应对环境要求时产生的负性感受和消极信念。压力是一种复杂而不舒服的感觉，是一种情绪或身体紧张的感觉。它可能来自任何让您感到沮丧、愤怒或紧张的事件或想法。压力是身体对挑战或需求的反应。

俗话说：“在生命中，除了死亡，没有一样事情是确定无疑的”。任何不确定性都会产生压力。因此压力常常也是一种正常的感觉，它渗透到了我们的日常生活中。

一段时间内的压力可能是积极的，例如它可以帮助我们避免危险、做好战斗准备。但当压力持续存在以致于我们无法掌控局面时，它可能会伤害我们的健康，导致我们罹患各种疾病，具体包括：

- 高血压。
- 心脏病。
- 糖尿病。

- 肥胖。
- 抑郁或焦虑。
- 皮肤问题，如痤疮或湿疹等。
- 月经问题。
- 如果您已经有了健康方面的问题，慢性压力会使情况变得更糟。

压力会导致许多类型的躯体和情绪症状。有时，您可能没有意识到这些症状是由压力引起的。以下是压力可能会导致的一些症状。

- 腹泻或便秘。
- 健忘。
- 经常疼痛。
- 头痛。
- 缺乏活力或焦点。
- 性问题。
- 下颚或颈部僵硬。
- 疲劳。
- 睡眠减少或睡眠太多。
- 心烦意乱。
- 使用酒精或药物来放松。
- 消瘦或增重。

上面提到，当我们无法掌控局面时，压力可能会带来一系列的健康危害。相反，如果我们能控制局面，压力就会比我们无法控制时小。因此，影响感知压力的一个因素是情境是否可控。控制意味着权力，或影响局势结果的能力。没有控制，我们经常感到无助或受害。不幸的是，我们无法控制生活中的所有因素。领导可能对我们的工作感到失望或不满，有时虽然我们已经尽最大能力完成工作，但是还是被老板批评做得不够好。如果您不能控制压力状况，就控制我们对它的反应。压力是不可避免的，您可以尽最大的努力去控制您对它的反应。

举个例子，假设您被困在交通堵塞中，错过了一个重要的会议。您开始感到紧张和焦虑。分析这种状况，您能做些什么来改变或控制局面呢？没有别的办法，您既没有办法疏散交通，也没有办法让会议开始时间推迟。您伸手去拿香烟，仿佛在想："我还不够着急呢，我现在可以在我的神经系统中使用一些额外的兴奋剂——尼古丁。"所以，您迟到了45分钟，错过了您的发言时间，您必将受到责备，您浑身发抖，汗流浃背，还伴着烟草的臭味。您甚至更沮丧，因为您一直在努力戒烟。您生自己的气，生那个导致交通堵塞的人的气，甚至认为他们这么做可能只是为了给您带来不便。接着，您可能会因为压力而头疼或胃疼。

如果您不能控制局面，就控制自己的反应。通过深呼吸、与自己对话（例如，对自己说："对此，我无能为力，难过也无济于事。我并不能预测今天会发生交通堵塞，并不是我主观上想迟到。"），或者听一些舒缓的音乐，您可以控制自己对情况的反应。您仍然会迟到45分钟，仍然会错过发言时间，但不会头疼、不会肌肉紧张和焦虑不安。

适度的压力可以激励人，例如适度的高考压力可以帮助高中生更加努力地学习。假设一个人有健全的身心，有许多因素决定他/她承受压力的能力。其中的关键因素是：应对能力。

我们不可否认，可能会有您没有准备好应对的、意想不到的压力。您必须问自己的问题是："吸烟是如何帮助我处理和解决这个问题的？"让我们猜一猜："它帮助我冷静下来，让我能够足够清晰地思考以解决问题。"请修改这个问题的回答为："一氧化碳渗入我的血液，限制了我大脑中的氧气含量，这限制了我更清晰地思考。"这个合理化的潜在信息是，您倾向于依靠香烟来帮助您冷静下来并应对压力。因此，无法应对压力成为一种普遍的恐惧。那么，不吸烟的人如何应对压力呢？他们使用其他的应对策略来帮助他们应对和减轻压力。

如果您还坚信吸烟可以帮助您冷静下来，并让您能够足够清晰地思考以解决问题，请学习以下相关的医学知识。

医学小知识

◆检测吸烟程度的一种方法是检测呼气一氧化碳(CO)浓度。

测出呼气一氧化碳浓度在8 ppm(百万分率)以上，可确定为每日固定吸烟者。其中，

11～15 ppm：中度吸烟者。

16～20 ppm：中重度吸烟者。

21 ppm以上：重度吸烟者。

测出呼气一氧化碳浓度在5～7 ppm者可能为吸烟者，但并非每日吸烟。

测出呼气一氧化碳浓度小于5 ppm者，为不吸烟者或于测试前1～2天内未吸烟者。

吸烟产生的一氧化碳与血红蛋白和肌红蛋白结合，会降低动脉血氧饱和度，降低呼吸酶的效率，并导致氧气的产生、运输和输送系统功能障碍。特别是在运动期间，它会大大降低功能容量和循环系统的性能。

◆一氧化碳(CO)对身体的影响

人是靠血液中红细胞的血红素运送氧气，一氧化碳(CO)无色、无味；CO可以和血红素结合，且比氧气容易400倍。当人体吸入CO时，它就会把血液里原本氧气的位置占据，阻碍氧气和血红素的正常结合，造成体内缺氧、头痛、头晕眼花、全身无力，严重时甚至导致死亡(比如，煤气中毒)。

评估目前的应对技能：呼吸与肌肉放松方法

前面介绍了压力的定义，大家可能都知道了压力是什么。然而，您可能不清楚压力对您个人来说意味着什么。每个人对压力的感知是不同的。“感知”这个词很重要。它不一定是事件本身，而是您对这个事件的认知，它决定了您有多大的压力。例如，当您认为公司将裁员，认为自己将被公司解雇的想法是相当有压力的。您不会等到真正发生这个事情以后，即手上拿着解雇通知书时才哭，在这之前您就会开始担心、郁闷或感到压力。这个事情本身可能并没有发生，但这种威胁或感知到的威胁确实存在，这个就会导致压力。

此外，一个人感知事件的方式将决定他们感受到多少压力。一个恰当的例子就是怀孕。对于一对不孕不育多年的夫妇来说，怀上一个孩子是一件感到开心和幸福的事情。同样的事情，如果发生在一个意外怀孕的十多岁女孩身上，她的压力就会很大，因为她要告诉父母，还要面对孩子是否能生等问题。

确定您生活中典型的压力源很重要。虽然大多数人都有一些相同的压力源，但我们都有自己的“热点”。例如，经济问题，同事相处，工作问题，交通堵塞，民事不公正，等等。

完成以下压力源评估的相关内容（“压力源评估表”详见本书附录第 197 页）：

最让我感觉到“压力大”的事情（压力源）是：

____

____

每个人对压力的反应都不一样。您对压力的反应与您的伴侣或最好的朋友对压力的反应是不同的。然而，我们自己对压力的反应往往是一样的。例如，90% 的压力情况下，您可能会感到不堪重负，出汗过多，心悸，胸闷和难以集中注意力。通常情况下，一个人在面对压力时会感到肌肉紧张，疲劳，头痛，头晕，食欲不振。

为了更好地应对压力，您需要知道自己对压力的反应。想象一个典型的压力情境。

当您面对这种情况或任何有压力的情况时，检查一下您最常有的情绪反应：

□烦躁
□焦虑
□抑郁
□生气
□失眠
□难以做出决定
□无法集中精力
□发脾气
□感觉自己做不好事情
□其他：

□不知所措
□紧张不安
□胸口发紧
□心慌
□缺乏信心
□沮丧
□觉得自己太差了
□自责
□其他：
□其他：

当您面对压力时，您会有哪些身体症状？

□心率加快	□呼吸加快
□血压升高	□睡眠更多或更少
□疲劳	□出汗
□胃部不适	□心慌
□心悸	□肌肉紧张
□食欲减退	□腹泻
□胸痛	□呼吸急促
□头痛	□惊恐
□胃痛	□其他：________
□其他：________	□其他：________

实际上，会有很多应对压力的技能。就像生活中的很多习惯一样，每当面临压力时，我们往往会使用同样的少数技能。这就像每次需要修理某样东西的时候，您会从一个完整的工具箱中选择相同的三种工具一样。虽然锤子、螺丝刀和扳手可能是合适的修理某些东西的工具，但它们或许不适合修理其他东西。拥有一套有限的应对压力的工具就像拥有一套有限的修理东西的工具一样。有时，您拥有的工具太有限，在某些情况下就可能会不适合。用螺丝刀和锤子代替斧子或许也可以完成这项工作，但它可能不如使用正确的工具时有效（而且使用过程中可能会弄坏螺丝刀）。

首先，请花点时间评估一下您"工具箱"里的应对工具。有些是适当的应对技能，有些则是不适当但却很常用的技能。

请检查一下您最常使用的应对工具或技能：

□和别人聊聊	□分散注意力，让自己保持忙碌
□寻求支持	□思考可解决问题的方案
□放松练习，正念冥想	□寻找一线希望
□与自己对话	□运动、锻炼身体缓解紧张
□寻求更多信息	□喝酒
□逃避当时情境	□让别人来处理
□忽略当时情境	□告诉自己："事情可能会更糟糕。"
□社交退缩	□滥用药物或毒品
□吸烟	□问别人是怎么处理这样的情况
□列出可选择的清单	□吃东西
□抱怨	□自负
□发脾气或攻击他人	□盲目行动
□深呼吸	□试图知道别人对此的想法
□其他：＿＿＿＿＿＿	□其他：＿＿＿＿＿＿
□其他：＿＿＿＿＿＿	□其他：＿＿＿＿＿＿

您选择如何应对，往往取决于情况本身及其带来的后果。使用有限的这几个应对技能的一个原因是，我们已经学会和习惯了使用这些技能，用起来感觉比较舒服。这可能是因为我们发现这些应对技能对我们来说确实有用，能使我们受益。也可能是因为我们害怕学习使用新的技能。几乎没有人想尝试新事物，尤其是在压力和身体或情感不适的情况下。也许这就是为什么当您被要求在第二周列出您对戒烟的恐惧或担忧时，您可能会列出"无法应对压力"的原因。

仔细检查您写下的压力源列表，并用＊(星号)标出这些压力源中哪些是可以控制的，指出您能做些什么来控制这些情况。这样，您可以消除或减少您的压力。

在您觉得自己无法控制的事情旁边写下一种应对技能，帮助您控制自己对事件的反应。让我们回到堵车的例子。我可以在下一个出口下车，换一条路吗？如果不可以，那么我必须控制我对它的反应。我可以听一些放松的音乐，在心里列一个“要做的事情清单”，做一些深呼吸，与自己对话。可以对自己说：“我堵车了，而且会迟到，这是无法改变的了。我可以为此感到紧张和愤怒，出现紧张性头痛。我也可以不出现这些症状。结果都是我今天会迟到。紧张和愤怒都不能缓解交通堵塞。如果我不能控制这件事，那就控制我对它的反应。我不会因此而拿出香烟，因为这段时间我没有规定自己可以抽烟。”

正如前面所述，每个人对压力的反应都是不一样的。我们对压力的反应，无论是身体上的还是情感上的，都因人而异。每个人应对压力的方式往往都不一样，但同一个人面对不同的压力时所用的应对方式往往是一致的。

提高应对技能

每个人都可以从扩展他们的压力管理“工具箱”中受益。在本周和未来几周的课程中，您会学到一些最有效的应对技能。如果这些还不是您现在拥有的应对技能的一部分，您应该学习并将这些技能放进您的“工具箱”以备随时使用。这些技能不仅有助于戒烟，而且对于有效应对家庭或工作中不可避免的压力至关重要。

拥有良好的应对技能也有助于增加自信和自尊。您也许不需要每天都用所有的这些技能，但是您成功地应对压力的次数越多，当再次面对相同或相似的情况时，您就会越自信。

本周您将学习一项非常有价值但需要每天练习的压力管理技能：放松训练。在后面几周内，您还将学习其他重要的应对压力的技能，如预测高危情境等。与此同时，回顾一下应对技能清单，想想您应该如何开始将一些更好的积极应对技能融入到您的日常生活中去。

当您感到任何类型的紧张、焦虑或不适时，您的身体会自动地做出反应。您可能会注意到自己的心跳加快了，肌肉收紧了，呼吸加快了。这会让您更难集中注意力，更难清晰地思考并运用良好的解决问题技能。在过去，您会伸手拿支烟来帮助缓解这种紧张感。您可能会感觉更放松的一个原因是，当您吸烟时，您深深地吸进去，以获得烟草最大的影响。虽然您并不是每次深呼吸都能获得纯氧气，但深呼吸和慢速呼吸的动作可以减少肌肉紧张，并有助于分散您的注意力。

放松训练方法有很多，包括呼吸放松、想象放松、静坐放松、自律放松、正念冥想放松等。凡是能帮助您达到放松作用的方法都可以采用。这里介绍几种最经典、最有效和最方便练习的方法。一旦学会了，它几乎可以在任何地方使用(剧烈运动、操作重型机器等特殊情况除外)，可以非常有效地缓解身体和情绪的紧张。

1. 呼吸放松方法

当您感到放松时，您有没有注意到您的呼吸方式是怎样的？下次放松时，请花一点时间注意您的身体感觉。或者想想当您早上醒来时或入睡前是如何呼吸的。呼吸练习可以帮助您放松，因为它们能让您的身体感觉就像是您已经放松了一样。

深呼吸是降低身体压力的最佳方法之一。这是因为当您深呼吸时，它会向您的大脑发出信号以便让您冷静下来。然后，大脑会将此信号发送给您的身体。当您有压力时出现的那些症状，例如心率加快，呼吸急促和血压升高等，都会随着您深呼吸而减少。

您呼吸的方式会影响您的整个身体。呼吸运动是放松、减轻紧张和缓解压力的好方法。

呼吸练习很容易学习。您可以随时进行，并且不需要使用任何特殊工具或设备来进行。您可以尝试不同的练习，看看哪种方法最适合您。

您可以通过做很多种呼吸练习来帮助自己放松。如果您以前从未做过呼吸练习，最好从腹式呼吸开始。腹式呼吸简单易学，易于操作。实际上所有以下练习都可以帮助您放松和缓解压力。

下面介绍几种呼吸放松方法。

第一种：腹式呼吸/深呼吸

练习的时候可以采取坐姿、站姿或躺下，眼睛可以睁着，也可以闭着。要尽可能让自己觉得坦然、舒服。

1. 将意念集中于您的腹部(肚脐下 3 cm 到丹田区间)，并将注意力集中于您的呼吸上。把一只手放在腹部上，缓慢地通过鼻腔深吸一口长气，同时在心中慢慢地从 1 数到 5。当您慢慢地深吸一口长气时，尽力扩充腹部，想象着一只气球正在充满空气。

2. 屏住呼吸，从 1 数到 5。心中默念：1—2—3—4—5。

3. 现在，慢慢地通过鼻腔呼气，同时心中默念：1—2—3—4—5。呼气时要慢慢收缩腹部，想象着一只气球在放气。吐气的过程中可慢慢弯腰至 90 度，确实要将肺部中的空气完全吐出。要感觉前腹与后背快要碰到一起。空气完全吐出的感觉像是快要窒息，有必须要赶快吸气的感觉。

腹式呼吸练习很简单，可以随时随地进行。开始深呼吸练习前，确保脊椎保持直立和姿势正确。深度吸入，然后慢慢呼出，呼出时间越长越好。至少重复这个步骤 3 ~ 10 次。当您呼吸时，确保腹部扩张。

第二种：4－7－8 呼吸

这项呼吸训练还可以使用腹式呼吸来帮助您放松。您可以坐着或躺着做这个练习。以下步骤都应该在一次呼吸的循环中进行：

1. 首先，让您的嘴唇分开，发出“嗖嗖”的声音，通过嘴巴完全呼气。

2. 接下来，闭上您的嘴唇，通过鼻子静静地吸气，在您的头脑中从 1 数到 4(持续 4 秒钟)。

3. 然后，屏住呼吸，默默地从 1 到 7 计数(持续 7 秒钟)，或直到您感到平静。

4. 噘起嘴唇，强行呼气，发出“嗖嗖”的声音，默默地从 1 数到 8(持续 8 秒钟)，完全呼气。

5. 当您再次吸气时，开始一个新的呼吸循环。进行4 次完整的这种模式的练习。

注意：保持屏住呼吸(持续 7 秒)是这种做法中最关键的部分。建议您在刚开始时只练习 4 次呼吸。您可以逐步完成 8 次全程呼吸。这种呼吸技能应该在您准备完全放松的环境中进行。它可以使您处于深度放松的状态。因此，练习呼吸周期后，确保不需要立即完全警觉。

第三种：呼吸振作法

呼吸振作法类似于腹式呼吸，不同的是，这种方法主要是把注意力集中于鼻子，感受呼吸的过程，而不是把注意力集中于腹部。

1. 精神集中于您的鼻子，感受您的呼吸过程。

2. 一边缓慢地通过鼻腔深吸一口长气，一边在心中慢慢地从 1 数到 5。

3. 屏住呼吸，从 1 数到 5(约 5 秒钟)。

4. 5 秒钟以后，缓慢地用鼻腔呼气，呼的时候，心中慢慢地从 1 数到 5。

5. 重复以上过程 7 次。

呼吸振作法也很简单，容易操作。做练习的时候，注意感受身体的变化。反复练习，次数越多，越能感到心情平静、精神集中、充满活力、全神贯注。

记住：当出现吸烟渴求的时候进行此项练习可以帮助缓解吸烟渴求。这也是一个非常简单、有效、可以随时随地进行练习的缓解吸烟渴求的方式。

第四种：早晨呼吸

当您早上起床就想吸烟时，不妨采用这种方法来缓解吸烟渴求。这种方法也可减轻肌肉僵硬和清除呼吸道堵塞。

1. 保持站立姿势，腰部向前弯曲，膝盖稍微弯曲，让您的手臂自然下垂并摇晃，靠近地板。

2. 当您慢慢地深吸气时，慢慢地恢复站立姿势，然后抬起头来。

3. 站立姿势时，屏住呼吸几秒钟。

4. 当再次向前弯曲时，慢慢地呼气。

提示：注意练习结束时的感受。如果您患有躯体疾病(如心血管疾病)时，做这个练习前请先咨询您的医生。

第五种：呼吸关注

当您进行深呼吸时，请在脑海中构想图片、单词或短语来帮助您感觉更放松。

1. 请闭上眼睛。

2. 做一些大而深的呼吸。

3. 吸气。当您这样做时，想象空气中充满了安宁和平静的感觉。尝试用整个身体感受它。

4. 呼气。当您这样做的时候，想象您的压力和紧张随空气而离开您的身体。

5. 现在用您想说的一个词或短语来描述。例如：

- 当您吸气时，在您的脑海里说，“我吸入安宁和平静。”
- 当您呼气时，在您的脑海里说，“我呼出压力和紧张。”

6. 继续 10～20 分钟。

呼吸关注实际上是在深呼吸的基础上，融入想象性放松训练。

2. 肌肉放松方法

肌肉放松最经典的一种方法是渐进式肌肉放松（PMR）技术，它是一种深度放松技术，可有效用于缓解压力、吸烟渴求、焦虑、失眠，并减轻某些类型的慢性疼痛症状。渐进性肌肉松弛为一次收紧一个肌肉群，然后放松并释放张力的简单练习。几乎任何人都可以学习渐进式肌肉放松，改进的 PMR 操作更方便和简短。建议按特定顺序一次一个地拉紧和放松肌肉群，通常从下肢开始，以面部、腹部和胸部结束，当然也可以从面部或其他身体部分开始。建议在一个没有任何干扰的、安静的地方，穿着舒适的衣服坐着或躺着进行练习。

PMR 的训练要点具体如下所述。

1. 逐步放松以下四组肌肉：

- 手、前臂、二头肌；
- 头、脸、喉、肩，包括额、颊、鼻、眼、颚、唇、舌、颈；
- 胸、腹、后背；
- 股、臀、小腿、脚。

2. 应躺着或坐着练习该放松技术。每块肌肉收缩 5 ~ 7 秒，然后放松 20 ~ 30 秒。做完全过程后可重复一遍，如发现仍有紧张的部位可反复练习 2 ~ 5 次。每天练两次，每次 20 分钟，1 ~ 2 周即可掌握该技术。练习时为提高松弛效果，应微微闭眼，注意力逐渐从一条肌肉移向另一条肌肉。不要用意志努力，也不需要想象，可以在放松时设想以下语句：抛开紧张，我感到平静和安逸，肌肉已经开始松弛柔软，紧张消融了，紧张离开了。

3. 放松训练的环境条件和准备阶段：放松训练应选择一处环境幽雅、光线柔和、气温适宜的场所，周围不应有过强的干扰刺激。可以低音播放轻松、缓慢、柔和的音乐，音乐节拍以每分钟约 60 次为宜。在训练前可少量进食，但应排空大小便，宽松衣带、鞋带和颈部的衣扣。坐在舒适的椅子上，头向后靠，双手放于椅子扶手上或自然下垂置于腿上，两腿随意叉开相距约半尺，整个身体保持舒适、自然的姿势。

渐进式肌肉放松训练的简化式也能很快地达到肌肉的深度松弛。整组肌肉必须同时紧张，然后松弛。其他步骤如前：紧张的持续时间是 5 ~ 7 秒，放松的持续时间是 20 ~ 30 秒，每一步也至少重复一次，体验紧张与松弛的不同感觉。下面介绍渐进式肌肉放松的简化式。

渐进式肌肉放松的简化式

简化式放松训练步骤如下(收缩 5 ~ 7 秒，放松 20 ~ 30 秒)：

1. 握紧双拳，拉紧肱二头肌和前臂，放松。

2. 皱额，同时将头尽量向后靠，顺时针方向转圈。然后使脸部肌肉似胡桃状皱缩起来：眼睛眯紧，唇并拢，舌抵上腭，肩膀下缩，放松。

3. 深深吸气，同时弓起背，屏住气，放松，深深吸气，收缩胃，屏住气，放松。将脚趾和脚向上拉，拉紧胫部，持续一会儿，放松，卷曲脚趾，同时拉紧腿肚、大腿、臀部，放松。

刚开始练习时，20 分钟只能带来局部松弛，坚持练习 1 ~ 2 周就会达到全身松弛，有时好像已感到完全松弛，其实还有很多部位的肌肉是紧张的，因此要坚持练习。肌肉收缩与放松之间应保持足够的间隙时间，以便对松弛与紧张感有鲜明的对比。拉紧后背肌肉时不要用力过度，以防脊髓损伤，也不要过分拉紧脚和脚趾，以免肌肉撕裂。

扫一扫
打开“睡眠小放松”小程序

您可以使用微信直接扫一扫右侧图片或从微信中寻找并选择“睡眠小放松”，进入“睡眠小放松”小程序，然后点击“开始进行睡眠练习”，可以找到渐进式肌肉放松练习(20 分钟)和其他的放松练习。

请记住，没有哪种放松方法比另外的方法更好，选择哪种或哪几种方法都可以，只要适合自己、能让自己放松就行。放松练习的重点是反复练习。请坚持每天练习并记录，可自行记录或采用下面的“放松练习记录表”(详见本书附录第198页)。

放松练习记录表

日期/星期___	练习时间(分钟)	日期/星期___	练习时间(分钟)	日期/星期___	练习时间(分钟)
/1		/1		/1	
/2		/2		/2	
/3		/3		/3	
/4		/4		/4	
/5		/5		/5	
/6		/6		/6	
/7		/7		/7	

继续奖励自己

上周，您已经有过奖励自己的经验。适当地奖励自己可以更好地完成戒烟的目标，更重要的是要给自己一个继续奋斗的好心情。

如果您觉得自己这周做的也很成功，请继续给自己一些奖励。请记住，成功并不一定是“全或无”。如果您犯了一个小错误，做出继续学习的承诺，就可以被认为是成功的。

在接下来的几周里，继续对自己好一点。您在戒烟工作方面很努力，应该感觉良好。如果您的工作做得很好，每天给自己一些小的奖励是合适的。如果您能抵抗诱惑或应付自如，那就应该为自己竖起大拇指。

第四周　戒烟日

首先，请对您前面学习的内容进行复习。您在第一周学习了如何增加自我意识，第二周学习了如何为戒烟做好准备。第三周进一步学习了如何为戒烟做好准备，主要是应对压力。第三周包括以下内容：

- 检查您的进度。
- 再减少 1/3 的吸烟量。
- 打破旧习惯。
- 压力。
- 评估目前的应对技能：呼吸与肌肉放松方法。
- 提高应对技能。
- 继续奖励自己。

毫无疑问，这一周是您戒烟计划中最重要的一周。这周您将成为一位正式的非吸烟者。这一周也是您戒烟计划中最具有挑战且最值得庆祝和获得奖励的一周，尽管您可能会经历尼古丁的渴求和其他戒断症状。

经过前几周的学习和准备，您已经为彻底戒烟做好了充分的准备，您也学习了一些应对技能。现在，您的“工具箱”已经装满了各种应对工具，请您多加练习，随时携带，因为从现在开始，您可能随时都需要使用它们。本周会讨论戒烟后的一些戒断症状，在接下来几周还会继续讨论戒断症状和体重增加的问题，以及如何预防复吸，并保持长期不再吸烟的状态。

本周您将学习以下内容：

- 回顾您的进步。
- 放松疗法。
- 发现其他给您带来快乐的活动。
- 避免体重过度增加。
- 戒烟日前做最后的准备。
- 今天就戒烟啦！
- 了解您的身体已经开始修复：戒断症状。
- 与吸烟渴求做斗争。

回顾您的进步

首先，请您花几分钟时间来回顾一下过去一周的准备情况。检查过去 7 天的“每日吸烟监测表”情况。如果您是采取“逐渐减量戒烟”，您遵守 1/3 的吸烟量限制了吗？如果您做到了，请为自己祝贺，好好享受您的成功。如果您超过了每日烟量的限制，表示您经历了小失误。请不要总是关注您的失误，并为此责备或痛恨自己。这样做会降低您戒烟的信心和动力，从而降低成功戒烟的机会。对您来说，从错误中吸取教训并继续在戒烟过程中前进更重要。

“失败，对于坚定的戒烟者来说是逗号，而非句号。”对任何戒烟者来说，“从错误中吸取教训并向戒烟过程前进”，这也是预防复吸重要的一点。您绝不能让一个失误破坏您的戒烟进程，绝不能让一个失误让您回到吸烟的旧习惯。每个人都会犯错，从错误中吸取教训的人更有可能成功。那些把太多的精力放在错误上的人，或者用它作为一个借口回到旧习惯的人，会减少他们成功的可能性。请坚持这一理念，今天，这个星期，直到永远。但是，请不要把这个当作允许犯错误（甚至只吸一口烟）的借口。

如果您出现了小失误，分析当天发生的事件和感受很重要。花点时间反思是什么导致了这次失误事件。和上周一样，思考并回答以下问题：

发生了什么事情，使我多吸了几支烟？
当时我是什么感觉？
这是一个典型的事件或感觉，还是出乎我的意料？
我可以对自己说些什么（与自己对话）来劝阻自己不要吸这支烟？
在这种情况下，我能做些什么来代替吸烟呢？
我可以从这种情况中学习到什么？

无论您是出现了小失误，还是遵守了规定，重新对自己做出承诺，并为自己继续进行戒烟计划而给自己应得的鼓励。这样做，您会对自己成功戒烟的能力更加有信心。

放松疗法

上周您学习了如何通过呼吸放松方法和肌肉放松方法来达到深度放松的状态。放松是一种非常有效的压力管理技能。如果您成功地完成了这个过程，您可能会注意到自己变得非常放松。在这里您可以排除干扰，感到非常的平静。这种状态就是所谓的自然状态。在这种状态下，我们变得更加专注，身心更好地处于当下。我们的大脑不会想很多乱七八糟的事情，例如开车时错过了经常经过的路口；开会时错过了需要记录的重要内容；老板给您交代工作任务时因为一部分工作没能按时完成而被降职。

本周介绍另外一种在全球广泛流行的、最近有很多研究支持其疗效的方法：正念冥想训练法。

在心理治疗中，采用正念冥想的方法可以帮助来访者舒缓情绪；在医疗机构中，正念减压疗法（MBRS）常用于治疗身心疾病，包括焦虑症、抑郁症、慢性疾病等。MBRS 创始人乔恩·卡巴·金博士提出：正念是一种有意识的觉察，是以一种特殊的方式集中注意力，有意识地、不做评判地专注于当下。现在有越来越多的研究证据表明，正念练习可以提高整体幸福感、改善焦虑和抑郁情绪、进行疼痛管理、提高免疫力和注意力[27]。

正念冥想练习本身不但有放松的作用，而且也可以帮助戒烟。例如，一项临床随机对照试验（RCT）研究发现，正念训练与美国肺脏协会的戒烟治疗（FFS）比较，两组在 17 周的戒烟率分别为 31% 和 6%[28]。

目前有很多正念相关的书籍、APP 等。例如您可以下载“5P 医学 APP”，寻找适合自己的正念冥想练习。建议从正念呼吸冥想开始练习。

下面介绍两种常用的正念冥想练习（内容来自：UCLA 正念研究中心 www.marc.ucla.edu，由本书作者翻译）以帮助您达到放松的目的。如果需要正念练习的音频资料，可以联系本书作者，加微信 18890098831，注明“戒烟”二字。

练习1：正念呼吸冥想（大约5分钟）

- 找到一个轻松、舒适的位置。
- 坐在椅子、地板或坐垫上。
- 保持背部挺直，但不要太紧。
- 手放在任何舒服的地方。
- 舌头在您的上颚或嘴里任何舒适的地方。
- 您可以注意到您的身体。
- 从里面。
- 注意您的身体的形状、重量、触觉。
- 让自己放松一下。
- 并对您的身体好奇。
- 坐在这里。
- 感受您身体的触觉。
- 与地板的连接。
- 与椅子的连接。
- 放松身体任何绷紧的地方，或任何紧张的感觉。
- 只是呼吸。
- 轻轻的、软软的。
- 现在开始调整您的呼吸。
- 在您的身体。
- 感觉到呼吸的自然流动。
- 不需要做任何事情来呼吸。
- 不要太短、也不要太长，只是很自然地呼吸。
- 并注意您的身体在哪里感受到您的呼吸。
- 它可能在您的腹部。
- 它可能在您的胸部或喉咙。
- 或在您的鼻孔。

- 看看您是否能感受到呼吸的感觉。
- 一次一口气。
- 当一口气结束，下一个呼吸开始。
- 现在，当您这样做时，您的思想可能会开始“跑掉”。
- 您可能会开始考虑其他的事情。
- 如果发生这种情况，这不是一个问题。
- 这是很自然的。
- 只要注意您的头脑思绪已经“跑掉”了。
- 您可以轻声地、温柔地在您的脑海中说“思绪”或“跑掉”。
- 然后轻轻地将您的注意力重新转向呼吸。
- 所以我们会默默地待在这里一段时间。
- 只是很短的时间。
- 注意我们的呼吸。
- 时不时陷入沉思，回到我们的呼吸。
- 看看您在这个过程中对您自己真的很友善。
- 再一次，您可以注意到您的身体，您的整个身体，坐在这里。
- 让自己有更深层次的放松。
- 然后给自己送一些感谢。
- 今天做这个练习。
- 无论对您意味着什么都不重要。
- 重要的是，您今天为自己找到了一种安逸和幸福的感觉。

[铃响]

练习 2：放松您的姿势

- 坐在椅子或地板上舒适的位置。把注意力集中在您的身体上。深呼吸几次，让自己更深度地放松。几次深呼吸后，让您的呼吸恢复正常速度。

把注意力集中在您的双脚上。感受您的脚与地板接触的感觉。注意它们的重量、压力、沉重感、触感。然后注意您的双腿的姿势。注意您的腿与椅子或地板接触的地方的感觉。再次感受沉重感、压力、触觉。您也可以注意您的背部是如何靠在椅子上放松的，或者在没有靠背的空间是如何保持身体姿势的。您注意到什么感觉了吗？

将注意力转向腹部。在这个身体部分，我们经常会有很多紧张感。您注意到任何紧张或紧缩感了吗？如果有这种感觉，试着放松或让您的肚子变得软软的。如果这样有帮助，可以将呼吸带到腹部，带到感觉到紧缩的地方。

现在把注意力转移到您的双手上。他们是紧张的、紧缩的又或者是轻松的？松软或放松您的双手。此外，注意您的手臂，并关注手臂是如何放松的，放松的感受如何？接下来，将注意力带到您双侧的肩膀上。您的肩膀是紧张还是放松的呢？让它们放松下来。试着让双肩放下并松软它们——微微摆动一下都有可能帮助缓解紧张情绪。确保您继续以正常的速度呼吸。

现在把注意力带到您的喉咙和下巴——这是一个很多人保持着紧张的部位。放松下颌，然后松软脸部，让它放松。放松并呼吸，您就可以注意到您的整个身体坐着的感觉了。再花1～2分钟安静地扫描您的身体。注意是否还有紧张的部位，如果有，请让这些部位放松一下。注意身体感觉放松的那些部位。当您感到非常放松时，只要您愿意，您可以花任意时间去享受这种感觉。当您准备好，便可以睁开眼睛了。

练习3：STOP练习

您可能在一天当中有很多次根本没有意识到自己顺手就吸烟了的行为。不妨花几分钟暂停下来，深呼吸，并观察发生了什么（包括您自己的想法、感觉、情感、吸烟行为），让您可以重新与自己当下的体验建立连接，然后继续手头的工作。此时，您会发现工作效率更高，自己的心情也更加平静。练习几分钟就能帮助自己更好地感知当下身体的状况，并能简单地提醒自己回到当下。您可以在任何方便的时间练习，也可以在每天固定的时间练习。

STOP技术原是一种简单而有效的缓解压力和焦虑的方法。在这里，通过STOP练习可以帮助减少吸烟行为，以达到戒烟的目的。这也是一种帮助缓解渴求的有效练习。

STOP练习具体如下：

- S（Stop）= 停止。提醒自己停下来，无论此时您在做什么（例如，摸口袋或拿出香烟），请停止片刻。
- T（Take a breath）= 呼吸。呼吸一次，这会使您与自己的身体得以重新连接。可以深呼吸，感受自己的一吸一呼，将自己的身心带回当下。
- O（Observe）= 观察。观察此刻发生的事情，您注意到了自己身体的什么感觉？您可以察觉到任何情况，包括：您的姿势、感觉、身体的紧张感。或者，再一次呼吸，您可能会注意到周围的声音，您甚至可能会注意到自己的想法或情绪（例如，特别想吸烟的想法）。
- P（Proceed）= 继续。继续回到暂停片刻之前，您可以选择继续做之前的事（例如，拿出香烟）；或者停止做此事；或者改做别的事情。

发现其他给您带来快乐的活动

本周将是您戒烟过程中最困难的一周，有些人在放弃与香烟的长期关系时会感到失落、沮丧、伤心。因此，为这一周的每一天计划一项额外的让您感到快乐的活动以帮助取代这种失落感是很重要的。这并不是一项大规模的活动，也不是一件会占用您很多时间的大事。保持活动的合理性，可以洗个热水澡，给自己 30 分钟不受打扰的时间来读自己最喜欢的小说，看一部喜欢的电影，或者做一些放松练习。这很像您在第二周建立的奖励。但这些都是具体的活动，您需要奖励自己，不妨稍微地放纵一下(任何健康的活动)。

待选择好活动以后，最好能在您戒烟后立即开始。建议您将这些计划列入您的日历，或记录在您的日记本上，或直接记录在活动计划记录表(详见本书附录第 199 页)。如果您一下想不出一些具体的活动，可以参考第二周关于奖励自己的一些例子。

活动计划记录表

日期/星期	活动计划
/1	
/2	
/3	
/4	
/5	
/6	
/7	

虽然这项计划不是必须要完成的，但建议您在接下来的几周内继续计划这些活动。如果您觉得自己没有时间，可以考虑做一些不太占用时间的小事情，以此来奖励自己。

避免体重过度增加

在绪言部分，您已经了解了吸烟与体重的关系。一般来说，人们戒烟后体重会增加 2.5～5 公斤。这主要取决于您吃什么和有多少活动。

有几个原因可以解释为什么人们戒烟后体重会增加。一方面是身体方面的变化，包括新陈代谢率的降低、味觉和嗅觉的改善。而另一方面则是一些不良习惯的结果，比如感觉嘴里需要吃东西。不管原因是什么，如果您担心体重超标，那么避免体重过度增加很重要。

像大多数兴奋剂（如“冰毒”）一样，尼古丁本身可以提高身体的代谢率。代谢率越高，身体消耗能量的速度就越快。当您体内没有尼古丁时，身体的代谢率就会降低。因此，您燃烧的卡路里就没有您吸烟时那么多了。此外，尼古丁还有抑制食欲的作用。所以当您戒烟后可能会更加容易感到饥饿。不要让这些成为您重新吸烟的借口。相反，如果您正在使用适当的替代行为，您的体重就不会增加很多。此外，戒烟后味觉和嗅觉都改善了，许多人开始觉得更喜欢食物的味道，吃东西更香。因此，您可能会比戒烟之前吃得更多。让自己适度地享受食物的芳香和味道是可以的，但不要忘乎所以。

行为的改变是戒烟后体重增加最常见的原因。很多人在戒烟后开始吃零食，主要是为了代替自吸烟以来就一直存在的手—口动作。如果您需要用吃零食来代替曾经的吸烟动作，请一定要准备好用低卡路里的零食来代替。嚼口香糖或嗑瓜子等能让您的嘴巴一直保持忙碌，您也可以选择一些其他健康的零食。

吸烟者和不吸烟者之间的体重差异大约为 5 公斤，这个重量也是大多数吸烟者戒烟后体重增加的重量。如果您对体重增加非常介意，担心戒烟会让自己长胖，您可以问问自己“比起您的余生都是一位不吸烟者，即使自己的体重增加 5 公斤，又有多大影响呢?”，以此来提醒自己体重增加并没有造成多大的负面影响。您也可以比较体重增加 5 公斤的健康风险和继续吸烟的健康风险。如果要达到与吸烟对心血管系统造成的负面影响相似的程度，个体需要增加 40 ~ 50 公斤体重。

当然，您需要注意不要暴饮暴食，增加太多的体重，因为那样容易导致自尊心下降。这可能会降低您戒烟成功的可能。如果到时候您的体重确实增加了超过 5 公斤，记得利用与自己对话的技能来强化您的进步，而不是因为自己吃得太多而自责，提醒自己“我正在采取行动来改善自己的生活方式和促进健康。”

无论您的体重未来是否会增加，您都要把运动放在重要的位置，这也是一种很好的应对压力的方式。它可以帮助您缓解可能的紧张和焦虑，它还可以激活您体内的“快乐”化学物质(内啡肽)，以这种身体自然产生的刺激来代替尼古丁的刺激，它还会让您变得更加自信和健康。运动也是应对吸烟渴求的一种很好的方式。例如快步走或者骑自行车 5 分钟后，您的吸烟渴求可能就会完全消失。进行运动或放松练习，会增加您的氧气消耗，有助于加快肺部的恢复。

在本书第六周的相关内容中还会专门谈论体重问题，恰当地处理体重问题，有助于彻底戒烟。

戒烟日前做最后的准备

每天喝7～10大杯水：

从今天开始要准备一个专用的、方便随时携带的水杯。为什么要准备多喝水呢？水可以将尼古丁从您的身体里面冲洗出来，水可以帮助您更快地消除身体渴求，也可以冲洗其他有毒物质，让您的身体更快地康复过来。无论走到哪里，记得要随身携水杯。如果觉得喝水很困难，可以试着每小时喝一杯水，身体增加水分后，您会发现皮肤更有光泽了、眼睛更明亮了、自己更有精力了。避免喝其他的液体，例如咖啡、汽水饮料、含有糖分的各种饮料。这些饮料不会帮助您维持身体的水分。

一位成功戒烟者曾说："当我戒烟时，我每天喝水量是以前的3倍，而且我发现大量喝水还能减肥，大量喝水让我更有能量，可以加快我的身体代谢。我为自己准备了一个大水杯，我随时随地都带在身上。这种习惯，我一直保持着。虽然我戒烟6年多了，但现在无论走到哪里，我都会一直带着我的水杯。"

让您的手一直忙碌着：

吸烟也是一种习惯，您吸烟的那只手，习惯了有东西在手上。当您戒烟时，手上没有东西，就会很不习惯。如果让自己的手忙碌起来，会感觉好多了。有些人会画画、写字、剥瓜子或做些其他事情。还有人发现玩"指尖陀螺"是个很好的办法。

运用您的想象力：

每当您出现吸烟渴求的时候，想象一下您对吸烟危害感到最害怕的一种场景。可以是长满皱纹的脸，满口的黄牙，身体方面的疾病或想象一下您正在用呼吸机辅助呼吸。正如那些香烟广告，他们显示的都是健康的、美貌的、时尚的人在抽烟，他们就是要说服大家：抽烟是很酷、很迷人的，对健康没有损害的。现在您也要想象一下相反的场景，这样做会让吸烟渴求更容易消退。当渴求完全消退后，您可以想象一下自己在充满清新空气的公园或大自然、在海边伴随着海浪的吹打等。想象一下自己健康、强壮、幸福的样子。其实，这是不吸烟后真正的样子。

避免喝酒：

特别是在刚开始戒烟的时候，一定要避免喝酒。抽烟、喝酒往往联系在一起。酒是抑制剂，烟是兴奋剂，两者一起使用正好效果互补。酒精会降低您的判断力和意志力，让您脑袋里面那个说服您抽烟的“声音”更大。喝酒的那种气氛很容易让您想到抽烟，您会发现，很少有人会在这种场合劝您别抽烟。

开启明天的戒烟之旅：

如果准备采用非药物戒烟，您不必准备戒烟药物。如果您准备使用药物帮助戒烟，也不一定要一开始就着急使用药物，先让您的身体自己和尼古丁成瘾斗争一会儿。有些人可能会用电子烟替代，不推荐使用这种方法，这种习惯会让您很快地回到吸烟状态。但是也不要等戒烟开始很久以后才使用戒烟药物来辅助戒烟，例如尼古丁贴片，它可以帮助您的身体度过戒烟后因尼古丁缺乏而出现的戒断症状，所以可以在恰当的时候使用。总之，您应该遵循戒烟药物的说明书或医师的医嘱，以获得最佳效果。

戒烟日的前一天晚上：

现在，最重要的一个晚上来临了，明天开始您将成为一名非吸烟者。这时您可能非常害怕，其实不用怕。如果您紧跟我们的步伐在执行您的戒烟计划，说明您已经做好了充足的准备，成为一名非吸烟者。对自己好一点，庆祝一下，这是您生命中非常重要的日子，您值得这样对待自己。

保证充足睡眠：

您可以在睡觉之前做放松练习，以帮助更好地入睡。如果可能的话，请今晚早点睡觉，好好休息一晚。在未来的几个晚上，由于身体要重新适应没有尼古丁的状态，您可能不会拥有良好的睡眠，所以早点睡觉，享受今晚良好的睡眠。

使用助眠药物：

从成为非吸烟者的第一个晚上开始，如果您担心自己会睡不好，推荐使用助眠药物。

今天就戒烟啦！

今天是个非常重要的日子，请再次拿出您的戒烟誓言和戒烟协议书进行阅读。前面几周，您已经做好了充分的准备，今天做好最后的戒烟准备。

- 为了更彻底地摆脱任何吸烟的诱惑，您必须做到以下几点：
- 把您所有的香烟都扔掉。
- 扔掉您的打火机和烟灰缸。
- 处理（或让您无法接近）与吸烟密切相关的任何其他随身物品。在您的工作场所也要做这件事。
- 在您之前已经选择好了的支持您戒烟的人面前宣布您终于开始戒烟了。

“戒烟仪式”

鼓励您今天经历一次“戒烟仪式”。“戒烟仪式”根据您的情况而定，如果您是一个人在戒烟，建议采用个体的“戒烟仪式”；如果您是和几个人一起戒烟，则推荐采用团体的“戒烟仪式”。

举办戒烟仪式可以更好地监督自己戒烟，帮助您提高戒烟的成功率。首先需要肯定的一点是，办一个正式的纪念仪式，这对于鼓舞您的戒烟士气具有非常好的作用。通过这场戒烟仪式，可以在心理上给您很大的暗示并告诉您，从这场仪式结束以后，您就要彻底摆脱对香烟的依赖了，以后绝对不会再吸烟了。另外一点就是，通过戒烟仪式能够给您更多的力量。也可以在举办仪式的时候录像，当遇到戒烟阻碍时回看录像，重拾信心，带着更加坚定的信心，投入到接下来的戒烟工作当中。

戒烟仪式可以参考下面的这些步骤和内容：

- 首先找一个比较安静的地方，叫上和自己关系比较亲密的亲人和朋友，在他们的监督之下，吸掉自己的最后一支烟，在吸烟的时候，自己在脑海中想象一些吸烟对身体的伤害，比如吸烟对肺部和心脏的伤害，使您戒烟的决心更加坚定。
- 吸完最后一支烟之后，将自己所有的烟具都扔掉。在扔的时候，您就想象自己已经完全摆脱了香烟，以后不会再需要这些东西了。
- 给自己制定全新的人生规划，包括在晚上的时候要几点睡觉，您以后要接触的人和场合，一定是对您戒烟有帮助的，如果您还和那些喜欢吸烟的人待在一起，这样复吸风险会很高，所以一定要远离他们，至少在您成功戒烟之前要减少和他们的接触。
- 再给自己培养一个积极健康的爱好（下面的内容会谈论到这一点），在出现烟瘾的时候，可以用这个爱好来转移您的注意力。

举行戒烟仪式的具体方法

以下是两种举办戒烟仪式的具体方法，一种是单独/个体的，另一种是作为戒烟群体的一部分/团体的。

个体的戒烟仪式

- 留出时间，独自一人或有支持者在场。
- 收集吸烟物品(香烟、烟灰缸、打火机等)。
- 坐下来思考为什么您要永远地和香烟说再见，以及这种变化将如何影响您。解释您戒烟的决定。
- 确定您将在何处以及如何处理您的吸烟物品。有些人觉得将香烟分成两半并将它们冲下马桶有帮助；有些人将随身携带的香烟掰成两半，并和其他吸烟物品一起装在一个袋子里；有些人喜欢将它们扔进公共垃圾桶。
- 告别吸烟，陈述您戒烟的理由，陈述您将致力于保持戒烟状态的声明，然后扔掉您所有的吸烟物品。

团体的戒烟仪式

- 决定举办戒烟仪式的日期。
- 垃圾桶应放在房间的前面或小组成员的中间。
- 所有团体成员都应携带所有吸烟物品(香烟、烟灰缸、打火机等)。
- 在戒烟团体会议之前，所有成员都应该考虑他们为什么要告别吸烟，以及这种行为变化将会给他们带来什么样的影响。此外，还应该包括戒烟决心的声明。
- 会议期间，成员将依次地向香烟道别，这将包括他们戒烟的主要原因和他们保持戒烟状态决心的声明。
- 每一个成员发表声明后，应将所有吸烟物品扔进垃圾箱。然后，每一个成员应该遵循相同的步骤，直到所有成员都清理完吸烟物品。

心理和行为上的准备

在接下来的一周至几周时间里，您可能会对自己的戒烟决定产生各种各样的感觉。有些人感到精力充沛、自豪和坚强，而另外一些人则感到失败、自我怀疑或沮丧。您可能会在积极和消极的感觉之间徘徊。如果您开始出现任何消极的感觉或感到自我怀疑，请提醒自己，您正在经历的这些是因为您已经决定要在生活中做出重大的积极改变。试着将这些消极的感觉定义为戒烟的短期不良反应之一。不能让它们破坏您的成功。就像药物的轻微不良反应一样，如果您关注的是药物的好处或疗效，那么您就可以容忍它们。

一些有用的小知识：

1. 重要的日子

戒烟的决定是您人生中最重要的决定之一。今天是您的戒烟日。这一天可能会像您计划的那样度过，或出现一些没有预料到的曲折。或许您准备今天休假，却正好和吸烟的同事一起上班，或您的孩子今天正好不上学，或今天正好家里停水、停电。所有的这些不愉快的事情，都不会改变今天是您的戒烟日这一事实。

2. 运动

现在，您的肺没有被焦油、尼古丁、酚类、醇类、酸类、醛类等有毒、致癌物质围绕着。趁着这个机会，赶紧运动一下。这是促进健康的极好的机会。可以从每天坚持散步开始，也可以爬山、跑步、骑自行车、游泳等。这些运动可以提高您的心、肺功能。经过一小段时间的锻炼，您会发现自己的肺活量和精力明显提高了。这主要是因为您不再使用香烟来毒害自己。这是不吸烟带来的极好的感觉。刚戒烟时可能会出现体重增加，随着时间的推移，当您的体型变得更好时，您就会感觉更良好。请记住，这都是您不再吸烟带来的益处。做些运动，让您觉得自己是一个精力充沛的人，这会帮助您增加戒烟信心并为自己感到骄傲。

一位成功戒烟者曾说："我尝试运动的规则是，每天散个步，这样的目标很容易实现，即使有时我工作了一天很累，但散步还是可以做到。不要给自己制定一个太大、太有挑战的目标。"

3. 更健康的饮食

对刚戒烟的人来说，除了运动，养成更健康的饮食习惯也是很好的事情。并不是说您要完全改变饮食习惯。或许您的饮食已经很健康了，或许还有一些不良的饮食习惯。重点是您需要在生命中没有香烟的情况下，尽量从更多的方面来改善和提升自己。这会帮助您彻底甩掉吸烟的习惯。一名成功戒烟者说："我戒烟时把健康饮食当成很重要的事情，这让我感觉更好。"

4. 保证饮水量

最大程度地保证您的饮水量，这也会帮助您感觉良好。而且，这也是非常健康的缓解吸烟渴求(主要是戒烟头几周)的方式之一。

一位成功戒烟者曾说："我戒烟时准备了一个大瓶子，戒烟后无论我到哪里，我都带着一大瓶水，时不时地喝几口，特别是当吸烟渴求来临时。我慢慢地养成了这个新的习惯，而且我感觉它代替了我以前的吸烟行为，这是我成功戒烟的一个要点。"

5. 不要往卖香烟的柜台看

最后，您要训练自己不要往卖烟的店子和柜台看，特别是在加油站、便利店的时候。您已经戒烟，因此不需要看这些香烟了。您需要记住：买烟只是过去吸烟时的一种习惯，您现在戒烟了，也要戒掉这种习惯，不要让自己去看各种香烟了。

6. 戒烟日这一天的10条重点

- 喝大量的水；运动一下，因为运动可以释放压力，降低吸烟渴求；不要熬夜，保持充足的睡眠。

随身带着口香糖或其他吃的，这些东西可以让自己的手和嘴忙碌起来，但是不能带香烟。

当吸烟渴求出现的时候，弯腰并触摸您的脚趾头，做10次。告诉自己等会儿吸烟的渴求就会慢慢减少或消失。

放松练习，练习深呼吸（吸气：收缩腹部，呼气：放松腹部），每天都要练习。

如果您用尼古丁咀嚼胶或其他戒烟药物，完全遵循用药指导。

反复说出您的戒烟宣言和计划。

与自己对话。“今天是个特殊的日子”，“不，谢谢！我现在不吸烟了！”反复练习这两句话。

再次确认清除了所有的香烟、打火机、烟灰缸等物品。清洗汽车内部并除臭。

请做好准备，您在戒烟后可能会感觉不适，这是正常的现象，是对尼古丁产生了依赖，这些不适感会随着时间的推移而消失。

问问自己今天是否完全没有吸烟？如果完全没有吸烟，我们为您感到高兴，做的非常好！如果吸烟了，也不要放弃，我们知道戒烟非常艰难，有时需要很多次尝试才能成功，争取明天开始完全不吸烟。

一位成功戒烟者曾说：“在过去多次试图戒烟时，因为担心自己突然戒掉，我就故意不让自己弄清楚什么时候会吸最后一根烟。不知道自己什么时候吸最后一根烟，这导致了我多次戒烟失败。最后一次成功戒烟时，我非常明确自己会在什么时候吸最后一根烟，这让我戒烟容易多了。”

了解您的身体已经开始修复：戒断症状

尼古丁成瘾或依赖包括两方面，一方面是行为或心理上的，另一方面是身体上的。大多数戒烟后又复吸的人是因为对尼古丁的心理依赖，对许多人来说，摆脱对尼古丁的生理依赖也是很难的。好消息是，生理依赖（即戒断症状）在刚开始戒烟时最严重，但很快就会消失，一般就是一两周左右，很少超过一个月。

戒断症状因人而异。一些人根本感觉不到任何症状，而另外一些人则表现出明显的躯体和情感症状。引起戒断症状效应的一个因素是您体内的尼古丁含量。如果您采取的是“逐渐减量戒烟”，您应该会感觉到较少的戒断症状，因为您在逐渐减少尼古丁的摄入量。如果您选择了“立即完全戒烟”，您可能会感觉到更多的戒断症状，因为您体内的尼古丁浓度突然降低。大约需要一周的时间才能完全清除体内的尼古丁。大部分尼古丁在最初的3~4天内被清除，这段时间内的戒断症状是最严重的。尼古丁会通过肾脏排出体外。因此，建议您增加水和健康果汁的摄入量。

现在，您可能已经意识到自己对香烟的依赖是双重的：行为上的和身体上的。前面讨论了吸烟的习得行为反应，包括习惯和强烈的情感成分。对许多人来说，同样困难的是打破身体上的尼古丁依赖或上瘾。

在第一周的时候，您已经了解了戒烟后常见的一些戒断症状，包括：

- 易激惹。
- 挫折感。
- 愤怒。
- 焦虑。

- 注意力难以集中。
- 食欲增加。
- 坐立不安。
- 紧张。
- 抑郁。
- 失眠。
- 头痛。
- 昏昏欲睡。
- 呼吸急促。
- 出汗。
- 心悸。

您现在可能就体验到了一部分或很多的戒断症状，或完全没有任何症状。前面提到，戒断症状带来的不适可以通过吸一支烟来暂时消除。您可能会觉得很紧张，想要通过重新回到旧习惯来停止这种“痛苦”的感觉。如果不能很好地处理戒断症状，可能就会增加复吸的风险。使用戒烟药物可以减少或消除戒断症状带来的不适。如果您没有选择使用戒烟药物，请记住，所有的躯体戒断症状都是短暂的，戒烟第一周后会逐渐消失。

这些症状大多数是由于改善神经系统或呼吸系统而引起的。例如，头晕的感觉就是大脑供氧量增加的结果。您的肺开始自我修复，并摄入更多的氧气。当您停止吸烟时，您的血液中氧含量会增加15%左右，因为您的大脑暂时还不习惯接受这么多的氧气，这会导致头晕目眩的感觉。如果您感到头晕，不要把它看作是戒烟造成的不适，从而引起挫败感。相反，要实事求是地看待它：这是您的身体正在恢复的方式。您可以对自己说：“我感到头晕目眩，因为我的大脑中有更多的氧气。”如果您有咳嗽，这是肺部清除焦油和致癌物质的过程，肺部的纤毛正在更好地发挥作用，咳嗽时纤毛可以清除肺部的致癌物。任何戒断症状都可以看作是身体修复的表现，这对提高您对身体的耐受性和症状恢复非常有帮助。

记住，您也要重新构思可能因为尼古丁戒断而经历的情感症状。每一种症状的表现都应该视为身体重新适应没有尼古丁的修复过程。例如，如果您感到焦虑不安或脾气暴躁，提醒自己这只是尼古丁成瘾后出现的戒断症状，您的神经系统在没有尼古丁刺激的情况下开始正常工作。一定要用积极的语言与自己对话，比如："这只会持续几天，我知道我会挺过去。"这也将帮助您应对和容忍这些症状。

在接下来的 24 小时，请列出您经历的最常见的戒断症状（见"戒断症状表"的右手栏），写下您对这些症状的重新解释，这些想法可以帮助您更容易地忍受它们。戒断症状表也可见本书附录第 200 页。接下来的一周会详细介绍各种戒断症状及其应对技能。

戒断症状表

症状	原因（重新解释）
紧张不安	1. 我紧张是因为我的神经系统在没有尼古丁刺激的情况下开始恢复正常。 2. 这种症状一般只会持续几天时间，我现在学习到了一些新的应对技能，如深呼吸、肌肉放松，在不久的将来，我将能更好地应对它。

症状	原因（重新解释）

与吸烟渴求做斗争

前面谈到身体对尼古丁的渴求（躯体戒断症状）在几周内会逐渐消失。然而，心理渴求可以持续很长时间，甚至一生都会持续存在。从积极的方面看，其强度和频率也会随着时间的推移而减少。这就像喂一只流浪狗，如果您把食物放在您的家门口，它会总是围着您。如果您不提供食物给它，多次转到您的家门口都没有看到食物，久而久之，它就走开了，不会再到您家门口了。总之，您喂得越少，它来的次数就越少。最终，它将决定不再过来。这就是在第一周时谈及的条件反射。要消除心理的渴求，需要消除这些条件强化作用。一旦给予强化作用（再次吸烟），心理渴求会变得比以前更难消灭。

就像任何躯体或情感上的感觉一样，第一步总是识别它。在过去，您自动对渴求或冲动做出反应，给它想要的东西：一支香烟。现在，您再也不能以同样的方式回应它。您必须意识到渴求的感觉是什么样的，认清楚它是什么，并找到方法来摆脱它。以下是一些应对生理和/或心理渴求的方法。

应对渴求的小策略：

- “关键的 4 种行为”：1. 大量喝水；2. 嚼口香糖或其他可以让嘴巴忙起来的东西；3. 剥瓜子或玩指间陀螺或其他可以让手忙

碌起来的东西；4. 触摸脚趾尖。

- 用与自己对话的方式来提醒自己，戒断症状只是暂时的。
- 根据您的身体状况来重新定义您的症状，即这些症状都是您身体正在恢复的表现。
- 当您想吃东西的时候，可以选择一些健康的食物。
- 多喝水或健康果汁，这有助于您的身体清除吸烟带来的有害物质。
- 注意不要喝酒，喝酒会降低您的判断力和意志力。
- 增加运动量，如果您想吃点东西，就去散散步或做些运动。这会刺激内啡肽(您身体的天然刺激物)，让您感觉更健康。
- 去一个不允许吸烟的地方，如图书馆。
- 做一些与吸烟无关的活动来分散注意力。避免那些与吸烟有关的事。
- 做一些健康的或能够自我提升的事情，比如洗个热水澡，参加一个学习班。
- 和别人谈谈您的渴求，并请求他们的帮助。
- 放松练习，用深呼吸来增加大脑的氧气量，让自己感到平静。
- 回顾您第一周写下的戒烟的理由。

下周还会继续学习如何应对渴求和其他戒断症状。请记住，本周是所有挑战中最具有挑战性的一周。保持您的动力，将您所有的精力放在努力戒烟上，这件事情值得您花费大量的精力。把这本书放在手边，如果您感到有任何冲动或诱惑，再次列出戒烟的理由，让自己重新调整方向。

第五周　戒断症状

欢迎来到戒烟计划的第五周。对于大多数人来说，这是非常激动人心的一周，但也可能是令人恐惧的一周。回顾一下上周的内容，包括：

- 回顾您的进步。
- 放松疗法。
- 发现其他给您带来快乐的活动。
- 避免体重过度增加。
- 戒烟日前做最后的准备。
- 今天就戒烟啦！
- 了解您的身体已经开始修复：戒断症状。
- 与吸烟渴求做斗争。

到目前为止，您的大部分戒断症状都已经出现了，或许最糟糕的时期已经过去了，但如果您想永远不吸烟，还有很多工作要做。

如果您在上周戒烟日开始成功地做到了完全不吸烟，恭喜您！如果您在戒烟上遇到了困难，或者偶尔吸了一两次，请不要放弃。您已经走得很远了，不要再回到过去吸烟的旧习惯中去。如果您有超过 4 次的失误，请回到第四周并重新开始。当戒烟日后可以保持不再吸烟时再回到第五周。

本周的重点是介绍各种戒断症状的处理，以帮助您保持不吸烟。主要介绍以下内容：

- 常见戒断症状的自我评估。
- 吸烟渴求。
- 抑郁、焦虑和压力。
- 睡眠障碍。
- 其他常见症状。
- 奖励自己。

接下来的两周，我们还会谈论体重问题，以及如何避免复吸，关注哪些是您复吸风险最高的情况，并教您如何最好地应对或避免这些情况，这是一个值得高度注意的关键因素。在过去，您可能成功戒烟了很多次，但却无法长时间保持不吸烟状态。这可能也是大多数自行戒烟或戒烟项目未能解决的问题——该如何保持不吸烟的状态。成功地预防复吸是戒烟者能够保持永久戒烟的关键。

常见戒断症状的自我评估

上周我们已经列出“戒断症状表”，对戒断症状有所了解和体验。通常，戒烟者会在最后一支烟后的 2 小时内感受到戒断症状。许多症状在 24 ~ 48 小时后达到顶峰，并在几天到几周的时间内消退。虽然这些戒断症状通常是暂时的，但它带来的不适可能会对戒烟者产生相当大的影响，并易导致复吸。认识各种戒断症状，可以帮助您了解需要努力应对哪些症状。

下文所列的明尼苏达烟草戒断症状量表(MNWS)是最常用的评估尼古丁戒断症状的量表。我们还需要用到常见烟草戒断症状的持续时间对比表。

明尼苏达烟草戒断症状量表

项目	评分（以 0～4 分计分） 完全没有：0 分　轻微：1 分　中度：2 分 严重：3 分　非常严重：4 分
吸烟的冲动	
易激惹、受挫感或生气	
难以集中注意力	
食欲增加	
情绪低落	
焦虑	
坐立不安	
入睡困难	
睡眠易醒	
总分	
以上各项为戒烟者在过去一天中的感受。	

资料来源：中国临床戒烟指南（2015 年版）。

常见烟草戒断症状的持续时间对比表

烟草戒断症状	持续时间*
易激惹	<4 周
抑郁	<4 周
不安	<4 周
注意力不集中	<2 周
食欲增加	>10 周

烟草戒断症状	持续时间*
睡眠障碍	<1 周
吸烟渴求	>2 周

- 烟草依赖者会出现戒断症状，但并非每个人都会出现所有症状
- 戒断症状不是长期持续存在的，大部分症状在戒烟后 4 周内消失
- 患者可通过使用戒烟药物及改变认知与行为等方法缓解戒断症状

资料来源：中国临床戒烟指南(2015 年版)。

* 以上烟草戒断症状的持续时间只是大多数人出现的情况，有些戒断症状的持续时间可能更短或更长。

一般情况下，戒断症状可在停止吸烟后数小时出现，在戒烟最初 1 周内表现最强烈，两周后将逐渐减轻，大多数戒断症状持续 1 个月左右会消失，但部分戒烟者对吸烟的渴求会持续很长时间，甚至 1 年以上。戒烟者出现戒断症状后若再吸烟，会减轻或消除戒断症状，这往往会导致复吸。

吸烟渴求

首先，您可以评估一下自己对吸烟的渴求程度，假设您的渴求强度由轻至重为 0 ~ 10 分。如果您的渴求强度达到 5 分或以上，说明您的渴求程度可能比较高。无论您的渴求程度是高或低，您都需要学习如何应对渴求。

如何应对渴求

前面提到，由于身体需要重新适应没有尼古丁的状态，在适应以前可能会出现各种戒断症状，包括渴求。然而，大多数症状

消退后渴求仍然存在，其原因是：在戒烟过程中，渴求不仅可以由戒断引起，吸烟相关的线索刺激也可诱发戒烟者对烟的渴求，这就是为什么有的人戒烟后数月甚至数年内仍然存在吸烟渴求。许多情境、周围的人都可能与曾经的吸烟行为有关，这些都可以作为条件线索刺激诱发吸烟渴求，当戒烟者暴露于相关刺激（如看到身边的吸烟者手上拿着香烟或正在吸烟）时，戒烟者既可能产生躯体反应（躯体渴求），也可能会产生主观渴求（心理渴求）。使用戒烟药物，可以在很大程度上缓解尼古丁戒断带来的躯体渴求。然而，它们对环境刺激诱发的渴求（如见到别人吸烟或递烟给自己）却没有作用。与躯体渴求相比，心理渴求持续时间更长，有部分戒烟者甚至在戒烟1年后仍存在心理渴求。好消息是，随着时间的推移，渴求不断减少；而且当渴求来临时，虽然它可能很强烈，但无论是否吸烟，它都可能在5～10分钟内消失。每成功抵挡一次渴求，就更接近彻底戒烟。

渴求是导致复吸的重要原因，在戒烟过程中，应对渴求至关重要。使用应对渴求的技能可以帮助减少和抵制渴求。因此，前面已学习到的放松训练和其他应对压力的技能都可以用来应对渴求。

应对渴求的策略（一）

- 降低触发吸烟因素可以减少或缓解渴求。如何避免或降低触发因素，详见本书第二周的内容以提前了解诱发您吸烟的因素。
- 做放松训练，详见本书第三周的内容以提高应对技能。
- 正念冥想练习，详见本书第四周中“放松疗法”的相关内容。
- 各种应对渴求的小策略，详见本书第四周中“与吸烟渴求做斗争”的相关内容。
- 如果需要仍可以尝试戒烟药物，详见本书第一周中“是否使用戒烟药物”的相关内容。

请列出您最容易出现吸烟渴求的情况及其应对策略（具体的

表格见下表或本书附录第 201 页)，后面还会在预防复吸时进一步讨论高风险情况及其应对策略。

吸烟渴求(高危情境)和应对策略表

吸烟渴求(高危情境)时	应对策略
当我看到同事在我旁边吸烟时，我特别想吸烟	1. 马上离开 2. 做深呼吸练习

关于渴求的几点小知识

每次渴求的持续时间都很短，最强烈的时候一般不会超过 20 秒钟。请记住，这种强烈的一次渴求，其实包括几次更小的渴求，注意渴求什么时候来了，什么时候走了，然后什么时候渴求又来了。这样您会发现这一次渴求和下一次渴求之间的间歇期。

无论您做什么，渴求自己都会消失。即使您什么都不做，它也会消失。

最坏的情况是，在戒烟的头几天渴求频繁出现而且很强烈。

对所有的人来说，戒烟后第一周渴求最强，2 ~ 3 周后基本会逐渐消失。

应对渴求的策略(二)

A. 再想想您戒烟的原因

检查您戒烟的理由。提醒自己为什么要戒烟。这可以成为您戒烟的强大动力。香烟很贵！计算一下您戒烟以后能够节省的费用，将1年、5年、10年、甚至30年节省的费用加起来，并决定如何处理它。这是一种保持动力和消磨时间的很好的方式，同时也可以让一次渴求消退。

B. 保持忙碌

保持嘴巴忙碌，嚼一块口香糖，多喝水，做点别的事情。当一次渴求来临时，立即停止您正在做的事情，并转而做一些不同的事情。简单地改变您的日常工作可能会帮助您摆脱渴求。去散步或慢跑，或者上下楼梯几次，活动身体，即使是短暂的运动，也可以帮助您提高能量，并使渴求消退。

C. 慢慢深呼吸

做深呼吸，通过鼻子吸气，从嘴里呼气。重复10次或直到您感觉更放松。也可以做“呼吸振作法”练习，具体做法如下所述。

1. 精神集中于您的鼻子，感受您的呼吸过程。

2. 一边缓慢地通过鼻腔深吸一口长气，一边在心中慢慢地从1数到5。

3. 屏住呼吸，从1数到5(约5秒钟)。

4. 5秒钟以后，缓慢地用鼻腔呼气，呼气的时候，心中慢慢地从1数到5。

5. 重复以上过程7次。

D. 去无烟区

参观一个公共场所，大多数公共场所不允许吸烟。去博物馆、电影院、无烟商店或其他禁止吸烟的地方。练习您已经做过的事情。记住自己在无烟的地方做了什么，当您的下一次渴求出现时，采用相同的做法。

E. 尝试尼古丁替代疗法

即使您使用的是尼古丁替代疗法(NRT)，您也可能出现难以处理的渴求。考虑尝试短效 NRT(如咀嚼胶)，加上长效 NRT(如贴片)，以抵制渴求。

F. 做一件好事

通过帮助朋友、家人或同事，尝试分散自己几分钟的注意力。这样可以将注意力从您自己和您的感受中解放出来。它可以是应对渴求的一种有效的方式，直到这次渴求消失。另外，做好事可以对您的健康产生积极影响，其他如减轻压力、管理压力也是戒烟的重要部分。

G. 不要放弃

尽一切努力来消除吸烟的冲动。继续尝试不同的事情，直到找到适合自己的事情。切记不要吸烟，甚至一口烟也不能吸!

抑郁、焦虑和压力

情绪改变是戒烟所面临的尼古丁戒断症状中最严重的症状之一。您戒烟后可能更容易抑郁、紧张和生气，即使戒烟超过一个月，也可能会有这些负性情绪。如果您存在这些问题，现在是时候拿出您的“工具箱”来处理这些问题了。下面介绍一些应对抑郁、焦虑和压力的技能。您会发现很多技能已经介绍过了，这些技能同样可以用来应对渴求。

心理支持

- 找到引起负性情绪的问题或根源，并讨论解决方案：鼓励您记日记，并和支持您的人交谈，这可以帮助您及时发现情绪问题的根源。如果出现了负性想法，写下来并想办法解决。抑郁的一个标志就是绝望，即不相信事情会变得更好（如不相信自己能彻底戒烟）。列出改善情绪的清单，可以帮助减轻负性情绪。例如，如果您正在与渴求作斗争，那么尝试采取应对渴求的行动。

- 自我陈述并写下，以抵消消极的想法：找到产生消极情绪的根源以后，想一想该如何来抑制它。写下并记住您的自我陈述，当您注意到脑中消极的想法掩盖了积极的想法时，重复这个积极的想法，随着时间的推移，您将创造新的联想，用积极的想法取代消极的想法。自我陈述并不是说一定要改变负性情绪或消极的想法，例如，如果消极的想法是"我现在很郁闷"，那么不应该用"我现在感到非常高兴"这样的想法去替代消极的想法，应该用"每个生命都有起伏，我也一样。"这类想法去替代。这条消息告诉您，您所经历的负性情绪是可以接受的。

- 寻找积极的想法：例如，进入某个房间并立刻想到"我讨厌那种墙壁颜色"时，可以训练自己在房间内找到尽可能使自己感受到快乐的5件事。设置手机每天提醒您3次，将您的想法重新构思为积极的一面。与好友一起讨论积极的想法，彼此分享愉快的经历。

- 记录每一天度过的最佳部分：在每一天结束时，写下您生活中最值得感谢的部分。记录积极的想法，甚至在朋友圈或网上分享这些想法，这样做可以帮助您在脑海中形成新的联想或创造新的思路。创造一条新思路后，可能会使您每天早上醒来时的思考从"呃，另一个工作日"改变为"多么美好的一天"。

- 学会接受负性情绪或失望为生活的正常部分：感到心情不好或令人失望的情况是生活的一部分，您的反应本身会影响您的心情。经历过戒烟的人可能会责怪自己曾经戒烟失败，他们可能想："我怎么这么没用，戒烟这点小事，我尝试过多次都戒不掉"。分析您曾经失败的经历，想想自己为什么会失败，写下戒烟失败过程中发生的事情、您从失败的经历中学到的东西，以及这次您可以做些什么，特别要注意那些过度消极的想法。这些都可以帮助您继续前进，对未来感觉更好，对戒烟更有信心。

行为支持

- 运动：经常运动不但可以帮助您缓解戒烟期间的戒断症状、吸烟渴求、控制体重，而且还可以帮助您缓解负性情绪。运动对情绪有积极影响，大量研究描述了运动与一般健康和情绪的关系。运动训练对抑郁情绪有辅助疗效，运动本身还有助于提高戒烟率。鼓励您参与任何程度的运动以缓解压力和改善情绪。简短的散步和类似的锻炼都可以作为非常有效的应对压力和改善情绪的策略。
- 放松：放松可以降低皮质醇水平并减少对压力的感知。应每天进行深呼吸练习。通过深吸一口气这种简单的方式就能缓解压力、戒断症状和吸烟渴求。也可以进行正念冥想练习，它可以改善情绪，改善睡眠，防止抑郁症复发，对戒烟很有帮助。
- 一般减压：戒烟者可以花时间去探索使他们感觉良好并可以缓解压力的替代活动。淋浴、听平静的音乐、发展新的爱好都是转移注意力并减轻压力的好方法。

几种行动上的小策略

- 保持活跃：任何类型的运动都有帮助，例如散步、去健身房或加入团队运动。提前开始准备，因为当您已经感到心情不好时就很难再去运动。可以从简单、短时间的运动开始，随着时间的推移逐渐增加运动量和延长运动时间。
- 制定计划：为每一天制定一个尽可能到户外的可以让自己保持忙碌状态的计划。
- 和别人一起做事：有些人在心情不好的时候常喜欢把自己封闭隔离起来。事实上，经常与其他人接触，可以帮助改善情绪。尝试定期与他人联系，无论是面对面，还是通过电话、微信、短信等都可以。

为您的生活增添回报：对于许多心情不好的人来说，他们的生活中缺少奖励和有趣的活动。寻找奖励自己的方法可以帮助提升您的情绪。即使是很简单的事情，比如阅读杂志或听音乐，也可以为您的生活增添回报并帮助您感觉更好。

做过去觉得很有趣的事情：心情不好的表现之一是不想做过去觉得有趣的事情。虽然可能很难做到，但当您尝试再次做过去觉得有趣的事情时，往往可以帮助您改善心情。尝试列出您喜欢的活动或事情，并计划每天去做。

得到支持：您不必单独处理负性情绪，您的朋友、家人和其他对您来说很重要的人都可以为您提供支持，您可以主动向他们寻求帮助。

使用戒烟药物

戒烟后增加负性情绪的原因之一是大脑中使我们感到快乐的多巴胺减少，从而影响情绪的调节。戒烟后体内尼古丁的缺乏，会减少大脑中多巴胺释放，从而使戒烟者感到烦躁不安、心情不好。

尼古丁替代产品可以维持体内尼古丁水平，使多巴胺减少程度降低，缓解负性情绪。安非他酮是一种抗抑郁药，被认为可以作用于多巴胺神经递质。安非他酮能减少戒烟后的负性情绪，适用于所有抑郁患者，特别是有严重抑郁症的人。伐尼克兰也有相似之处，它在戒烟期间有改善情绪和认知功能的作用。

睡眠障碍

睡眠障碍/睡眠问题（主要指戒断症状引起的非器质性失眠症，通常为短期失眠）是戒烟的主要戒断症状之一。刚开始戒烟时，特别是戒烟的第一周内，很可能会出现戒断症状相关的睡眠障碍。没有戒烟的重度吸烟者也可能会出现这种情况，因为尼古丁水平在晚上（没有吸烟）比白天（有吸烟）要低很多，从而可能引发戒断症状。睡眠障碍主要表现为睡眠紊乱、多梦、生动梦境。

需要记住的是，戒烟后的睡眠障碍是暂时的，可以通过不同的策略来改善。随着时间的推移，戒烟后睡眠质量会比吸烟时更好。有个小知识您可以了解一下：吸烟本身也会导致主观和客观睡眠质量受损。与非吸烟者相比，吸烟者出现睡眠问题的可能性更大[29]，睡眠时间更短，睡眠潜伏期更长，快速动眼期睡眠密度更高，睡眠呼吸暂停和睡眠时腿部运动更多、睡眠效率评分更低[30]。

戒烟后出现睡眠障碍的应对策略

- 使用助眠药物：尼古丁戒断导致的睡眠问题只是暂时的，当身体适应了尼古丁的变化时，睡眠问题自然会改善。您可以暂时使用助眠药物。推荐从戒烟的第一个晚上开始使用。

一位成功戒烟者使用助眠药物的经验："在我戒烟的第一个晚上，我发现自己很难入睡，我的身体对尼古丁充满渴求，导致我根本睡不着，我在床上不停地翻身，等待第二天早晨的来临。于是第二天，我赶紧去买了非成瘾性的安眠药，在接下来的几天我都服用了安眠药，保证了充足、良好的睡眠。我感觉良好的睡眠可以帮助我缓解吸烟渴求。但是从第二周开始，我就停止使用安眠药了，因为我的睡眠已经恢复了，我觉得没有必要再服用安眠药。"

- 睡眠问题，顺其自然：部分戒烟者可能会睡得更多或起得更早。您需要改变对睡眠障碍的认知：睡眠改变就如其他的症状一样，也会自己消失。如果发现自己睡得更多，可以提前些入睡。如果起得更早，那您应该感到非常高兴，这样您就有了更多的时间，可以做点喜欢的事情。如果您根本睡不着，可以使用助眠药物，请不要担心，睡眠问题和其他戒断症状一样会自然消失的。如果您不想服药，躺在床上，闭上眼睛，做深呼吸练习或放松训练。有的人在戒烟后睡眠需求减少，因为身体变得更健康了，体内的循环系统工作得更好，晚上不需要像吸烟时休息那么长时间了。

- 放松练习：放松练习有助于改善睡眠，前面介绍了多种放松练习，寻找适合自己的放松练习，每天坚持练习。您也可以使用微信进入“睡眠小放松”小程序，然后点击“开始进行睡眠练习”，您可以找到多种放松练习。
- 减少手机使用时间

一项前瞻性队列研究发现，大学生中长时间使用手机者更容易出现睡眠障碍和精神问题，而减少手机使用时间可以帮助缓解这些症状[31]。减少手机使用时间的小策略包括：不要在床上使用手机；不要用手机（而是使用一个真正的闹钟）来设置闹钟；删除不必要的应用程序；将手机锁屏密码设置得更复杂；专注于您正在交谈的人或正在做的事情；开启飞行模式；每周设置一天的时间不用手机；逐渐减少（如每天减少20分钟）手机使用时间。

改善睡眠的其他小策略

1. 每天在同一时间醒来。周末很容易睡懒觉，特别是对于睡眠不好的人。如果有失眠等情况，建议每天在同一时间起床，以训练身体每天在一致的时间醒来。

2. 消除酒精、咖啡因和兴奋剂的影响。饮酒后的头几个小时，酒精可能会产生镇静作用，但随后可能导致频繁的觉醒和夜晚的不安宁睡眠。咖啡因是一种兴奋剂，其效果可以持续数小时，甚至可能长达24小时，很可能影响睡眠。咖啡因不仅可能导致入睡困难，还可能导致频繁的觉醒。如果您正在服用兴奋剂类的药物，请询问您的医生应该如何采取措施，以尽量减少对睡眠的影响。

3. 限制小睡。虽然午睡似乎是一种睡眠不足的补救方法，但并非总是如此。重要的是要建立和维持一个规律的睡眠模式，并训练自己将睡眠与黑暗、一致的就寝时间等联系起来。午睡会影响夜间睡眠质量。

4. 经常锻炼。经常运动可以改善睡眠质量。但在睡前锻炼会对身体产生刺激作用，应该避免。尝试在晚上上床前至少三个小时完成锻炼。

5. 限制在床上的活动。床只是睡觉的地方，不要在床上做任何其他事情。如果睡眠不好，请不要在床上或卧室学习、打电话等，避免在床上看电视或听收音机。所有这些活动都会提高警觉性并导致难以入睡。

6. 睡前不要吃或喝。在睡觉前吃晚餐或吃零食可以激活消化系统并让您保持清醒。特别是有胃食管反流或灼热症状者，更要避免在睡前进食和饮水，因为这会使症状加重。此外，在睡觉前喝大量的液体会使膀胱过度充盈，需要经常去洗手间，这会扰乱您的睡眠。

7. 让您的睡眠环境舒适。应控制卧室的温度、照明和噪音，使卧室环境有助于入睡。您的床应该整理得非常舒适。如果有夜间会产生噪音的宠物和您一起睡在房间里，可以考虑让宠物在其他地方睡觉。

8. 在上床睡觉之前先解决所有烦恼。如果发现您经常躺在床上想着明天的事情，可以考虑在上床前留出一段时间（如在晚餐后）来回顾今天的事，并为第二天制定计划。目标是避免在试图入睡时来做这些事情。在下班前，为第二天制定工作相关任务列表也很有用。

9. 减轻压力。有许多放松疗法和减压方法，您可以采用这些方法在睡觉前放松心灵和身体。例如渐进式肌肉放松(可听录音)、深呼吸技术、冥想和生物反馈等。

10. 洗个温水澡。点燃一些蜡烛，使用一些带香味的沐浴盐，让一天的压力消失。温水浴是放松身心、为睡眠做准备的绝佳方式。

11. 做按摩。请您的配偶或自己给自己做按摩，帮助减轻肌肉压力。如果您可以得到全身按摩，那样会感觉很好。其实，在您的脖子、肩膀、脸和头皮上花费10～15分钟就可以放松身心，为晚上睡觉做好准备。

12. 喝一杯凉茶。有一些含有中草药成份的茶可以专门用于帮助舒缓情绪和促进睡眠。看看超市里的茶叶区，或者去当地的健康食品商店寻求建议。

13. 听舒缓音乐。柔和、圆润的音乐可以帮助您放松到足以让您睡着觉。尝试聆听海浪拍打海滩的声音。柔和的声音可以成为非常好的助眠剂。确保您有一个自动关闭的播放器或应用程序。您不应该自己起身去关闭，因为这可能会影响入睡。

14. 关闭电子设备。无论您是拥有智能手机、平板电脑还是笔记本电脑，都可以将其放在卧室门口，并考虑将其静音，这样您就不会听到消息或通知提示的声音。请关闭电视，可以读一本有助于睡眠的书(一本纸质书，而不是手机上的书)，但不要在床上读。

15. 认知行为治疗。这种方法可以帮助一些失眠患者找出并纠正可能导致失眠的不适当的想法和信念。此外，它可以为您提供有关睡眠规范、与年龄相关的睡眠变化以及帮助设定合理睡眠目标的适当信息等。下面介绍其中一种称之为“睡眠的三要素”的疗法。

睡眠的三要素

国内外的失眠治疗指南，一致推荐失眠的认知行为治疗

（CBT－I）作为首选的治疗方法。失眠的认知行为治疗主要是通过调整“睡眠的三要素”起到治疗作用的。什么是“睡眠的三要素”呢？“睡眠的三要素”分别是指：睡眠节律、睡眠动力和身心放松。

1. 睡眠节律，也可以理解成“生物钟”

生物钟是调节人体生活作息的时钟，存在于大脑内部。生物钟在个体不同的时期会发挥不同的作用。例如工作期间，生物钟会让您更加清醒和聪明；例如休息期间，生物钟可以让您快速地放松身心并达到入睡的效果。生物钟对于人们的身心健康非常的重要。Jeffrey C. Hall，Michael Rosbash 和 Michael W. Young 三位科学家就是因为在生物钟领域做了出色的研究，才荣获了 2017 年诺贝尔生理学奖或医学奖。生物钟如此重要，那么如何才能培养自己的生物钟呢？主要是要练习在固定的时间上床、下床，久而久之就形成了自己的内在生物钟。对于失眠的患者，建议将上床时间定为晚上 10：30 左右，将下床时间定为早上 5：30 左右。不管睡眠好坏，都要坚持这个固定的上、下床时间。

2. 睡眠动力，也称为睡眠压力

睡眠动力越大，就越容易进入睡眠状态。睡眠动力不足，就不容易入睡。睡眠动力主要与连续保持清醒的时间以及适量运动两个因素相关。连续保持清醒的时间越长，睡眠动力越大，就越容易入睡、睡眠越深。所以，不管晚上睡眠好与坏，白天都不能补觉、也不能午睡。如果白天补觉或者午睡，就会减少睡眠动力，从而导致失眠。同时，也不能赖在床上做与睡眠无关的事情，如躺床上看手机、看电视、看书等。适量运动可以增加睡眠动力。建议每日坚持运动，最好是有氧运动，如快走、慢跑、游泳、爬山等。运动尽量在白天进行，睡前 2 小时应避免运动。“乐眠操”是比较理想的可以增加睡眠动力的运动方式，推荐失眠患者每日练习。“乐眠操”教学视频，可以在失眠工作坊微信公众号底部菜单“治疗方法”中查看。

三、身心放松

睡前躯体或心理的紧张，会导致失眠。通过放松训练，可以降低身心焦虑水平，从而促进睡眠。放松训练的方法很多，比较常用的是渐进式肌肉放松、身体扫描、正念呼吸等方法，统称为静心练习。

根据以上睡眠的三要素，可以总结出失眠的行为治疗策略，即：“上下不动静”五步疗法：

1. 晚上10：30 上床；

2. 早晨5：30 下床；

3. 不补觉、不午睡、不赖在床上做与睡眠无关的事情；

4. 白天有氧运动1小时，推荐做“乐眠操”；

5. 每天做渐进式肌肉放松、身体扫描等静心练习至少1小时。上床后常规进行身体扫描练习促进入睡。

（资料来源：孙伟《失眠疗愈》）

其他常见症状

前面讨论过，尼古丁戒断症状在戒烟后的第一周内最严重，然后会逐渐消退，不是所有的戒断症状都必须处理，但是需要让自己了解可能出现的戒断症状，并做好应对准备。除了前面介绍的吸烟渴求、负性情绪和睡眠问题，这里将介绍一些其他的常见戒断症状及应对策略。

疲劳

尼古丁是一种兴奋剂。吸烟的时候，身体已经习惯于这种形式的大脑刺激，戒烟的时候，身体必须重新调节以适应没有尼古丁的这种躯体变化。在这个过程中，容易出现困倦的感觉，这种感觉可能会持续几周。您应该确保充足的睡眠，可能比以往睡眠时间更长。选择健康的食物，尽量少摄入糖也有助于缓解疲劳。

- 情感的起伏

除了负性情绪，有些人也可能会出现明显的情感起伏，可能这会儿还欢声笑语，稍后马上就想哭了。首先您要了解到，这种情感变化就如所有的其他戒断症状一样，也会自动消失的，不需要做什么特别的事情来消除它。最好的处理方式就是顺其自然，想哭的时候就哭，想笑的时候就笑，真实地表达您的情感。当然，需要寻找独立的空间来表达自己的感情，您表达了这些情感之后会有一种轻松感。有一点建议是，尽早(在戒烟准备时)将这些可能出现的情况告诉家人或亲密的朋友："我在戒烟的几周时间可能会有些情绪化，如果我大声对您吼叫，这不是我的本意。如果我大声哭泣，请不要担心我。我很快就会恢复正常的。"

- 注意力不集中

对于刚戒烟的人来说，很多人都可能出现注意力难以集中这种情况。这种戒断症状对需要集中注意力工作的人来说，就会影响比较大。这是因为一氧化碳从体内消除，大脑供氧更好；同时，尼古丁作为兴奋剂从体内消除，又没有其他兴奋剂代替；以及对戒烟的担心等都会影响注意力。最好的处理方法就是：不去理会它，接受它。对下面的情况坦然面对：自己今天的注意力不能高度集中，或许未来10天都不能有最佳的工作表现，但是这种症状自己会消失。

可以尝试以下几种方法提高注意力：

1. 在工作的时候，多休息几次，每次休息的时候活动一下身体。

2. 如果您有一个截止日比较近的工作需要完成，不要去想什么时候能完成整个工作，而是可以把它分为很多个小部分，现在只需要集中在近一小时内需要完成的部分。

3. 可以喝点或吃点让头脑变得更清醒的东西，如绿茶和其他清淡的饮料，或薄荷味口香糖。

4. 可以做正念冥想练习，训练注意力，将注意力带到当下。

5. 烟草中的尼古丁可能是通过增强突触传递来改善认知，提高注意力的[32]。看起来，尼古丁可能会对注意力产生积极影响，但尼古丁更多的是对如注意力缺陷/多动障碍（ADHD）、注意力受损，或疲劳状态等的人群有帮助。对于没有注意力问题的人，尼古丁似乎没有增强作用。因此，如果您因集中注意力困难而受干扰，强烈建议您使用尼古丁替代产品。

咳嗽、触觉更敏感

很多人在刚戒烟的时候，咳嗽变得更厉害了。烟草烟雾会损害气道中的微小毛发状结构（纤毛）。戒烟后，纤毛或气道中的微小毛发再次开始工作。它们可以清除焦油和颗粒，以及额外的黏液，这表明身体正在修复吸烟带来的损害，这是肺部正在自我清理的积极迹象。对于大多数戒烟者，这种咳嗽有时会持续数天或一周，这是一种有效的排出黏液的形式。为了缓解这种咳嗽，您需要每天饮大量的水，或者用润喉糖来舒缓喉咙。您可以这样理解："肺里面那些小小的、像头发一样的分支结构叫做纤毛。他们就像吸尘器，可以清除肺部的垃圾。吸烟麻木了这些纤毛。戒烟后，肺部的这些'吸尘器'可以更好地工作，通过咳嗽清除肺部垃圾。'咳嗽'表示'吸尘器'正在工作，以便彻底清除肺部垃圾。这种咳嗽可能会持续几周，但如果症状在几周之后仍存在则需要看医生。"

便秘

尼古丁可以促进食物消化，使食物更快地通过消化道，并刺激肠道。在戒烟初期，身体调整好之前，肠道运动减慢的情况可能会持续一段时间。建议摄入足够的水分，早晨起床后可以喝一杯温开水，之后进行一些简单的跑跳运动，能够使肠管加快蠕动，有利于改善便秘。喝水最好选择白开水，不建议喝其他饮料。坚持摄入碳水化合物，选择糙米、燕麦片等高纤维粗粮食物，以及蔬菜瓜果一起摄入。

- 头晕、头部轻飘飘或虚弱感

这是体内尼古丁缺乏引起的常见症状。当您吸烟的时候，香烟中的二氧化碳减少了大脑中的氧气含量，现在您的大脑可以获得充足的氧气，但是您还没有适应这种状态，所以您会有头晕、头部轻飘飘或虚弱的感觉。这种症状通常几天就会消失，最多不超过两周。试着积极乐观地想象这是一种舒服的感觉，您脑部的细胞正在变得更干净、没有污染，学着享受这种感觉。

- 麻麻的感觉

双手臂和腿部出现这种有点麻麻的感觉，表明您的身体开始更健康地工作了。当您吸烟的时候，您的血管没有那么畅通、您的血液循环系统受损。现在您的血液循环系统变为正常、健康的工作状态。这种麻麻的感觉就是表明您的循环系统改进了，这种症状通常会持续两周左右。

- 口腔干燥、喉咙紧

有些人在刚开始戒烟时会觉得口腔很干燥，少部分刚戒烟的人会分泌更多的唾液。这种感觉是原来不断地吸烟和吐烟的代偿作用引起的：原来您是通过这种吸烟和吐烟来人工控制唾液分泌的。当停止吸烟以后，您可能开始自然地少或多分泌一些唾液，直到您的口腔适应没有吸烟后的唾液分泌的感觉。作为新戒烟者，您还可能立即意识到“嘴里缺失了什么似的”，您对口腔和喉部的注意的增加，伴随着消除尼古丁成瘾的紧张感，有可能让您分泌更多的唾液。这种自我意识也可能引起喉部发紧的感觉。不需要去管它们，这种症状只会持续几天。

- 头痛

刚开始戒烟的时候，因为要消除尼古丁成瘾（成瘾是一种脑部疾病)，很多人都会出现头痛。尼古丁是成瘾性很强的兴奋剂，一旦成瘾后，体内缺乏尼古丁可能会导致大脑暂时不适应这种状态。同时，和尼古丁成瘾做斗争带来的压力会加重这种头痛。不妨这样处理这种头痛：坐着或躺着几分钟，眼睛闭上，做深呼吸；找个温热的毛巾放在额头前面几分钟。也可以通过其他方式来缓解头痛，只是不能抽烟。无论您是否处理这种头痛，这种症状一般只会持续 3 ~4 天。

- 感觉紧张

您是否感到紧张？因为有头部轻飘飘、腿部发麻的感觉，还有咳嗽以及头痛，伴随着这些感觉，很多人都会感到紧张。很多人在刚开始戒烟的时候都会有这种紧张感。尼古丁戒断症状是导致紧张的原因。对接下来几天会有什么情况出现的担心也会让人感到紧张。这里有两种方法来应对：第一种是让自己的身体忙碌，快走、做些运动伸展手脚，走路的时候看着前方。第二种方法是安静地坐着、有意识地帮助自己放松。坐在一张舒适的椅子上，花几分钟时间关注自己的呼吸，做深呼吸练习。慢慢地，身体就会适应没有吸烟的状态。

请记住，以上这些症状主要是身体在进行调整的反应，以重新适应没有尼古丁的状态。这些症状通常会随着时间的推移而消失。使用一些应对技能可以帮助缓解这些不适症状，您应该重新调整对症状的看法，将它们看作为积极的迹象，这表明您的身体正在从不再吸烟中恢复过来。但是，任何随着时间的推移仍然存在的症状应该及时就诊并进行必要的检查和处理。

奖励自己

这是非常艰难的一周，请别忘记一定要奖励自己。您可以回顾第二周的奖励清单，除了物质奖励，一定也要给自己精神奖励，这有助于增加您永久性戒烟的信心。

下面介绍一种精神奖励：征服感。

征服感对戒烟来说，涉及到几个重要的方面。首先，征服感，可以让自己有信心永远不再吸烟。想一想学骑自行车或开车，成功学会时的那种感觉，那就是一种征服感。想一想在自己人生中，征服过的那些重要的事情，例如读书的时候，考试拿奖，演讲比赛获奖，成功地追上了自己喜欢的女孩等。如果觉得自己从来没有征服过什么事情，并且您到目前为止都没有吸烟的话，现在就想想自己征服了尼古丁的成瘾和依赖。这种成功地征服了尼古丁的行为，可以用于其他方面。

您不需要等到戒烟满半年或一年，现在就可以给自己庆祝一下，因为您成功地征服了尼古丁，这个让千千万万人吸烟成瘾又无法摆脱的成瘾物质，一定要给自己点赞！

第六周　体重问题

欢迎来到戒烟计划的第六周。对于大多数人来说，这仍是非常激动人心的一周，如果您有经历过戒断症状，这些可能令人恐惧和担忧的戒断症状也开始慢慢减退和消失了。回顾一下上周关于戒断症状的内容，包括：

- 常见戒断症状的自我评估。
- 吸烟渴求。
- 抑郁、焦虑和压力。
- 睡眠障碍。
- 其他常见症状。
- 奖励自己。

到目前为止，您的大部分戒断症状都已经减弱了，最艰难的时期已经过去了。如果您在上周继续成功地做到了完全不吸烟，恭喜您！如果您在戒烟上遇到了困难，或者偶尔吸了一两次，请不要放弃。您已经走得很远了，不要再回到过去吸烟的旧习惯中去。如果您在过去的一周有超过 4 次的失误，请回到第四周并重新开始。如果戒烟日后不再吸烟的话，再回到第五周。

本周的重点是谈论大多数戒烟者都要面对的体重问题。主要介绍以下内容：

- 吸烟、戒烟与体重。

- 不推荐节食。
- 戒烟药物对体重的影响。
- 何时开始减肥计划。
- 如何管理体重。

无论您是否有明显的体重增加，了解关于体重的问题，对预防复吸会很有帮助。因为对戒烟引起的体重增加的担忧可能会影响戒烟效果。大多数戒烟治疗指南只是建议帮助戒烟者制定节食计划，以防止戒烟后体重的增加，然而并未深入探讨和解决体重问题。在制定戒烟计划的同时，增加制定一个节食计划，这种策略有可能会适得其反。最重要的是改变自己对体重增加的认知，而不是只针对体重增加本身。未来的两周，我们还会讨论如何预防复吸，保持永远不再吸烟。

吸烟、戒烟与体重

首先，介绍一下关于体重的小知识。体重由两个因素决定：卡路里的摄入量和支出量。体重的维持其实就是一种摄入与支出能量的平衡。卡路里支出主要取决于以下三个因素。

1. 摄食生热效应，即因消化、吸收、运输、分解以及营养物质之间的转换而增加的热量。

2. 基础代谢率，即人体维持生命所需要的最低能量需要，指人体在清醒而又极端安静的状态下，不受肌肉活动、环境温度、食物及精神紧张等影响时的能量代谢率。

3. 活动消耗热量，即人体参与活动时所消耗的热量。体重变化通常是由于摄入和支出量的改变引起的。体重增加通常是摄入量增加（即吃得和/或喝的更多）和/或支出量减少（新陈代谢和/或体力活动减少）。

吸烟通过作用于能量平衡的两方面来降低体重(卡路里摄入量和支出之间的相对平衡),烟草中的尼古丁发挥主要作用。在摄入方面,尼古丁适度减少进食。饭后吸烟往往会使吸烟者在较长一段时间内有饱腹感。因此,吸烟者很少在两餐之间吃零食。减少零食会降低卡路里摄入量,这可能是吸烟者和不吸烟者之间体重差异的主要原因。另一方面就是戒烟后零食的增加是体重增加的重要原因。

体重增加量存在很大差异,但年龄越小,社会经济地位越低,吸烟量越大,体重增加的预测指标就越高。戒烟后体重变化还可能受潜在遗传因素的影响。戒烟后体重增加很大程度上是因为体脂增加,一些研究表明它主要发生在身体的皮下区域。体重增加的机制包括增加能量摄入、降低基础代谢率、降低身体活动和增加脂蛋白脂肪酶的活性。

一项包括持续吸烟者和戒烟一年或以上者的研究发现,戒烟后的平均体重增加情况为:男性为2.8公斤,女性为3.8公斤。9.8%的男性和13.4%的女性戒烟后出现明显的体重增加,即体重增加超过13公斤[33]。戒烟10年的追踪研究发现,每天至少在中等至剧烈水平运动30分钟,并调整饮食(如增加水果和蔬菜的摄入量,减少加工过的红肉摄入量),可以大大降低戒烟后的体重增加风险[34]。

不推荐节食

理论上,对于担心戒烟后长胖的人来说,节食以防止体重增加可以提高成功戒烟的机会,但研究发现节食会减少戒烟成功的可能性[35]。因此,建议您不要试图通过节食来防止戒烟后体重的增加,而是应该减少对体重增加的担忧,这样能提高成功戒烟的可能性。

事实上，很多戒烟者更多的是对自身体型和体重的关注，而不是实际增长了多少重量。前面讨论过，与戒烟的健康益处相比，戒烟后体重增加的健康风险可以忽略不计。几乎没有体重增加的数量(至少要达到40～50公斤)可以等同于吸烟带来的心血管疾病、癌症等的急剧增加风险。健康生活是行为改变(从吸烟到不吸烟)的最终目标。戒烟的不良反应(如体重增加)不应该是阻止您戒烟的因素。事实上，更健康的饮食和适量增加的体重是戒烟后自然而然的变化。因此，对您来说，应该减少对增加一些体重的担忧，并接纳体重适度增加这一现象，而不是采取节食来控制体重。

虽然不鼓励您节食，但并非可以对体重增加置之不顾，建议您保持平衡饮食，并适度增加身体活动(即增加能量消耗)。运动既有助于缓解渴求、保持戒烟，也可减轻压力、缓和情绪。低强度的运动，如散步或慢跑都是很好的选择，因为它不需要特别的设备，并且可以在很短的时间内完成。

关于体重问题，可以就以下几点与自己展开对话。

第一，了解自己对体重增加的预期值(表格形式见本书附录第202页)。

- 我是否关注体重增加和体形变化?
- 戒烟时，我估计自己会长胖多少公斤?
- 我在之前的戒烟尝试中体重增加了多少公斤?
- 我可以接受的体重增加值是多少?

第二，关于体重增加，告诉自己以下两点。

- 总体而言，戒烟后的几个月内，戒烟者的体重平均增加约5公斤。
- 与持续吸烟的危险相比，这种体重增加的健康风险十分微小。

第三，给自己强化“节食并没有帮助”这一信息。

- 同时成功地改变两种行为的可能性非常小，因此，当戒烟和节食这两种行为同时发生，出现理想结果（即戒烟成功，控制体重成功）的可能性非常小。尝试戒烟时节食，易导致以下三种不成功的结果：

A. 我没戒成烟，但我的体重下降了。

B. 我戒烟了，但节食不成功，我体重增加了。

C. 我没戒成烟，我仍然有一些体重增加。

- 节食和戒烟一样，都是比较难改变的行为。因为吸烟的健康风险更大，所以我应该先戒烟。

第四，改变自己对饮食、体形和体重的态度。

- 如果就以上三点与自己展开对话后，仍对体重问题有担心，您需要改变自己对饮食、体形和体重的态度。

- 如果您的担忧仍无法解决，建议您向专业人员寻求帮助。

戒烟药物对体重的影响

药物治疗可能影响戒烟者的体重变化。选择戒烟药物时，首先要考虑它的疗效，而不是其对体重的影响。戒烟（而不是体重控制）是您的主要健康目标，且戒烟药物对体重的影响（无论是增加或减轻体重）通常是短暂的。如果您使用戒烟药物，可以了解以下关于戒烟药物与体重增加关系的一些研究。

- 尼古丁替代品

研究发现，尼古丁口香糖对体重增加有抑制作用。在10周试验结束时，活性口香糖使用者平均总量增加了3.8磅(1磅≈0.45公斤)，而安慰剂口香糖使用者增加了7.8磅，且存在剂量-反应关系，药物剂量越大、体重增加越少。此外，与活性口香糖受试者相比，安慰剂口香糖受试者报告了更多的饥饿感和更多的进食[36]。另一项研究也有类似的发现，对女性及NRT产品使用剂量较大的戒烟者其体重抑制作用更明显[37]。

- 安非他酮

有证据表明，安非他酮可以抑制与戒烟相关的体重增加。安非他酮目前是FDA批准的戒烟药物中，抑制体重增加效果最明显的一种。一项研究发现，在7周治疗结束时，持续戒烟者的体重增加与剂量呈负相关，安慰剂组戒烟者的体重增加了2.9公斤，安非他酮100 mg和150 mg组戒烟者的体重都增加了2.3公斤，300 mg组增加了1.5公斤[38]；另一项研究发现，到第7周的体重增加，安慰剂组戒烟者的体重增加量为2.1公斤，尼古丁贴片组为1.6公斤，安非他酮组为1.7公斤，联合治疗组为1.1公斤[39]；一项对于经过7周安非他酮治疗而停止吸烟者，给予安非他酮治疗12个月的研究发现，安非他酮组体重增加显著少于安慰剂组，第52周为3.8公斤和5.6公斤，第104周为4.1公斤和5.4公斤[40]。

- 伐尼克兰

有研究表明，伐尼克兰也可以抑制与戒烟相关的体重增加。日本的一项研究发现，在戒烟治疗结束后12个月，伐尼克兰在减轻体重增加方面比尼古丁贴片更有效。该研究发现，从基线到12个月的平均体重变化，伐尼克兰组和尼古丁贴剂组分别增加0.94公斤和2.78公斤[41]。另一项发现，联合治疗组(伐尼克兰+安非他酮)与伐尼克兰单药治疗组相比，开始戒烟到第12周的平均体重变化分别增加 1.1 公斤和 2.5 公斤，但在戒烟 26 周和第 52 周时，两组没有明显差异[42]。

根据以往的研究经验，戒烟药物可以减少戒烟后的体重增加。

何时开始减肥计划

前面讨论了节食不能帮助戒烟，甚至可能削弱吸烟者戒烟的能力。在进行戒烟计划的时候，不建议同时制定减肥计划，那什么时候减肥更为合适呢?

对您来说，最重要的是保持长期戒烟状态。当持续戒烟到非常确信自己不会复吸时，就可以开始减肥计划。随着戒烟时间的延长，复吸的可能性逐渐下降。一般戒烟达到半年或一年时，复吸的可能性大大减少。因此，如果您关注体重增加，强烈建议您持续戒烟至少 6 个月，最好是 1 年，再开始减肥计划。需要注意一点，研究发现戒烟 1 年后仍有 10% 左右复吸的可能[43]。因此，即使戒烟超过 1 年，仍需要预防复吸，下周会具体谈论如何预防复吸。

为什么要等到长期戒烟后再进行减肥计划呢，主要考虑以下几点：

前面谈论过，行为改变需要很大的努力，两种行为改变方案同时进行(改变饮食和吸烟行为)，会使戒烟计划实施的难度更大，很可能会降低戒烟成功率。

戒烟后体重增加往往发生在戒烟后的前 6 个月，体重在第 2 个 6 个月内保持相对稳定。因此，等到戒烟相关的体重增加趋于稳定后再制定减肥计划更合理。

许多戒烟时您所采用的行为和认知技能，也可用于控制体重和饮食。例如，减少吸烟的触发因素也有助于减少进食的诱惑；避免吸烟的高危情境也可用于避免甜食等容易增加体重的情境；用于管理戒烟后情绪和压力的认知策略，也可用于改变饮食后的情绪和压力管理。能将认知行为策略成功的用于戒烟的人，也会有信心将这些技能用于控制体重。

总之，减肥计划建议持续戒烟至少 6 个月，最好是 1 年后再开始。

如何管理体重

虽然不建议戒烟计划和减肥计划同时进行，但这不代表戒烟期间完全不需要合理地管理体重。管理戒烟的一些技能也可用于管理体重，但是这两者存在巨大的差异。对于戒烟来说，您可以避免接触吸烟相关的诱因，从而更好地做到完全不吸烟。但对于控制体重来说，您不可能避免食物的诱惑，也不可能完全不吃饭，只能进行自我监控，适当地控制摄入量和增加运动量。下面介绍一些用来指导戒烟者管理体重的相关知识。

戒烟时的营养与食欲

- 戒烟后食欲增加和口味改变是正常的。通过控制您的食物选择，避免暴饮暴食，控制体重增加或营养不良。
- 戒烟后食欲增加是一种常见的戒断症状。它往往比其他症状持续时间更长。当您戒烟时，您的味觉和嗅觉会得到改善并恢复正常。对您来说，食物变得更有味道、更香。这也可能会让您的胃口变得更好。
- 戒烟后，您对食物的喜好可能会有所改变。人们常说，在戒烟之前，他们不吃甜食，但现在吃。研究表明，人们在戒烟后想要吃更多含有高热量的甜食和脂肪。

当您戒烟时，您可能会想念与嘴巴和手有关的感觉。吃零食或其他东西，这些行为类似于吸烟行为。这种嘴里需要点东西的感觉会随着时间的推移而慢慢消失。尽量用牙签或吸管保持手和口的忙碌。或者您可以咀嚼健康的食物，或无糖薄荷糖等。

用心地吃（正念进食）。研究表明，人们使用食物与使用香烟的方式类似。有些人会用食物来应对压力或无聊、奖励自己、消磨时间或帮助社交。如果您有这种情况，要知道自己为什么即使不饿时也要吃。您可以用心地、慢慢地吃东西，吃得慢也更健康。花些时间享受美食，当您这样吃东西的时候，您可能更容易注意到自己饱了。尝试在吃饭时关闭手机、电视和电脑。没有电子产品的干扰，可以帮助您注意食物的细节。您可能会注意到曾经没有注意过的味道和食物的形状和纹理。在餐桌上吃饭，集中精力进食，仔细考虑您的份量大小。考虑从较小的部分开始。如果您吃完饭仍然感到饥饿，您可以从椅子上站起来几秒钟，检查一下肚子，您真的饿了还是因为其他原因还想吃？

应对体重增长的小策略（一）

如果您这一周多来确实增长了1公斤左右的体重，那就请注意以下几点。

食物作为“替代物”：有不少人，在戒烟后，觉得需要放些东西在嘴里面以代替香烟。这只是短暂的行为，并不需要长期这样。回想您过去7天增加了什么零食，如果有，试着吃一些低热量的零食。

食物作为“奖励”：戒烟给予奖励是非常好的事情，我们希望您每一次的进步（每一周）都给自己奖励。但是，如果您过度依赖于以食物作为奖励，您就可能会有体重增加的问题。如果是这种情况，现在花几分钟时间，写下一些非食物奖励。

◎ 通过吃来安心并缓解渴求：“关键的4种行为”是指：1. 大量喝水，2. 嚼口香糖或其他可以让嘴巴忙起来的东西，3. 剥瓜子或玩指间陀螺或其他可以让手忙碌起来的东西，4. 触摸脚趾尖。您可能已经注意到“关键的4种行为”不但可以对抗戒断症状，也可以管理体重。

◎ 警惕甜食：刚开始戒烟的1～2周内，很多人特别难以抵挡甜食的诱惑。如果您特别渴望吃甜食，不妨试试下面的方法：1. 如果您特别想甜食，可以寻找酸的食物。2. 如果实在太想吃甜食，您可以尽量吃一些甜的水果。3. 也可以买些甜饼干或其他吃完后有饱腹感的甜食，吃完后多喝水，相比糖果或巧克力，这样可以让您在更长的时间内不再吃甜食，从而减少卡路里的摄入。

◎ 味觉改善：有些人吃得更多是因为没有吸烟后，他们的味觉更好了。或许您曾经喜欢口味重的或辛辣的食物，现在味觉改善后即使味道清淡的食物也吃起来很有味道。如果这样的话，体重控制就比较简单，多吃一点味道清淡的食物，少吃一点口味较重的食物。

◎ 更健康的食欲：除了因为味觉变得更好外，现在吃得更多的另外一个原因是：您现在真的更健康了。有些吸烟者营养不良，体重控制的比较好，其实是在牺牲健康的情况下实现的。如果您现在吃得很健康（包括水果、蔬菜、杂粮、肉类等），体重仍在增长，对您来说，运动是比较好的策略。慢慢地增加自己喜欢的运动项目的时间和强度。如果您不喜欢运动，那就可以去快走或慢跑。您可以这样考虑：如果每20分钟快走消耗100卡路里，走路2公里消耗的卡路里和慢跑2公里消耗的卡路里是一样的。意思就是说，不爱运动者能走路的时候，尽量多走路。

◎ 生理变化：当您停止吸烟后，生理方面也会发生变化。有小部分戒烟者的饮食方式完全没有变化，但是仍然有体重增加（5%左右）。具体的生理机制还没有完全阐明。如果您是属于这一小部分人，表示您需要控制一点饮食来控制体重，但您不需要节食或者改变饮食习惯。大部分的人觉得增加一些活动量是控制体重最令人愉快的方式。您可以这样考虑：如果所有的饮食都是不变的，您每天稍微少盛一点点饭，多快走半个小时，这样您的体重就可能控制得很好。如果您本来就偏瘦或者很瘦，增加一点点体重正是好事情。

- 定期开始锻炼：吸烟会增加您的新陈代谢，所以您会燃烧更多的卡路里。当您戒烟时，您燃烧的卡路里可能会减少，这会导致体重增加。经常锻炼可以帮助您继续燃烧这些卡路里。每天只需 10～30 分钟的运动就可以起作用。

- 采取适合自己的策略：针对不同的原因，采取相应的措施，管理好自己的体重。除了上面的这些策略，您也可以自己制定控制体重的策略。但是请记住，首先要分清楚您是属于哪种或哪几种情况引起的体重增加。

应对体重增长的小策略(二)

1. 每天至少喝 8 杯水，也可以喝一些健康的饮料或果汁。这样可以帮助您产生饱腹感，同时又可以帮助您冲洗掉吸烟给身体带来的有害物质。

2. 避免饭后甜点。

3. 吃低热量的食物，如新鲜的水果或蔬菜。

4. 随身携带无糖型的口香糖帮助缓解渴求。

5. 可以随身带点手指饼干，如果可以的话，更推荐随身携带些小黄瓜。

6. 制定运动计划，可以和好朋友或家人一起参加一个健身俱乐部。

7. 增加每天的活动量，例如：走楼梯代替坐电梯，将车停在需要步行更远的地方。

8. 每天多次散步，每次可以时间很短，比如 2 ~ 3 分钟。当有吸烟渴求的时候，方便时做仰卧起坐，不方便时弯腰触摸脚趾头数次。

9. 每天做几次时间短、力量强的运动，让自己感觉有能量。

10. 开始认定自己是更健康的人，而不是过分关注自己的体重。

如果您有体重增加问题，请记录并列出应对体重增加的策略（表格形式详见本书附录第 202 页）。

体重增加与应对策略

戒烟后 第____周	体重增加 （斤）	应对策略
1		
2		
3		
4		
5		
6		

第七周　预防复吸

欢迎来到戒烟计划的第七周。对于大多人来说，躯体戒断症状已经明显减轻或消失了。现在最需要面对的，除了上周介绍的体重问题，还有更重要的问题需要面对，那就是吸烟渴求和预防复吸。先回顾一下上周关于体重问题的主要内容：

- 吸烟、戒烟与体重。
- 不推荐节食。
- 戒烟药物对体重的影响。
- 何时开始减肥计划。
- 如何管理体重。

如果您在上周继续成功地做到了完全不吸烟，恭喜您戒烟超过两周了！如果您有偶尔吸一两次，请不要再回到过去吸烟的旧习惯中去，这周会介绍如何应对偶尔吸烟和预防复吸。如果您在过去的一周有超过 4 次的失误，请回到第四周并重新开始戒烟。如果您复吸了，觉得自己准备不够，请回到第一周重新开始学习戒烟前如何做好准备。

本周的重点是帮助您保持不吸烟。我们将关注那些使您复吸风险最高的情况，并教您如何最好地应对或避免这些情况，这是成功戒烟非常关键的一点。您过去或许戒烟过多次，但却无法保持长期不吸烟。科学的戒烟项目，一定需要包括解决如何保持不吸烟的内容。成功地预防复吸是戒烟者能够永久戒烟的关键和重点。本周的主要内容包括：

- 预防复吸：保持不吸烟。
- 识别和应对高风险情况。
- 挫折与失误。
- 挑战“合理化”。
- 抵制社会心理依赖。
- 奖励自己。

预防复吸：保持不吸烟

在前面几周，要求您回顾前一周的情况，找出您吸了一支本不允许吸的香烟时的“疏忽”或“过失”，要求您评估您原本决定“不吸”却吸了的那支烟的周围环境，并从中学习和吸取经验教训。其实，这就是预防复吸的基础。

对任何人来说，偶尔陷入旧习惯并不罕见。虽然这种情况有可能发生，但它不应该阻止您的戒烟进程，导致您复吸。试想如果发生一件这样的事情：您和您的配偶经过一番激烈的争吵后，您怒气冲冲地离开了家。您感到沮丧、伤心和气愤，您伸手去拿了一支烟抽起来，这被称之为“偶吸”或“失误”或“滑倒”，即滑倒到旧模式上（吸烟模式）。在这一点上，您需要做一个决定：我要回到这个戒烟计划上，继续戒烟进程？还是彻底放弃戒烟，重新回到吸烟的旧模式上？后一种情况称之为复吸。

有的人可能会说：“我永远也不会戒烟成功，所以我还是放弃吧。”对这些人来说，复吸可能会导致他们吸的烟比过去还多。而且这样可能会降低自信心，使得这些人在未来更难成功地戒烟。

有效预防复吸有两方面：学习如何防止“滑倒”（偶尔吸烟/

偶吸)的发生；学会如何应对挫折和过失，避免重蹈覆辙。本周将主要指导您如何做到这两方面，以确保您成功戒烟。

首先，要记住您戒烟的目标是始终保持完全不吸烟的状态。偶尔吸烟并不是您的目标。戒烟后任何尝试吸烟的行为——偶吸(即吸一口或吸一支烟)，特别是在戒烟的最初几周，处理不好很可能导致复吸(即逐渐恢复正常吸烟量)。

预防复吸的基本步骤介绍：预防复吸的第一步是认识到戒烟期间出现“偶吸”不代表一定会“复吸”，即不代表戒烟失败。您对“偶吸”的认识非常重要，它是预防复吸的关键。您需要采取“偶吸”只是“不小心滑倒一下，站起来继续往前走”的态度。“偶吸”可被视为一个暂时的失误或小错误，不能因此否定您过去所有的戒烟努力，出现“偶吸”行为者仍应视自己为戒烟者。不要将“偶吸”的行为归咎于自身的因素(例如，觉得自己是个意志力不强、内心脆弱而难以抵挡诱惑的人)，这种情况往往容易导致完全复吸。因为它表示您在某种程度上认为，自己无法控制吸烟行为或没有能力保持戒烟状态。预防复吸训练的目标是将您的注意力转向更多引发“偶吸”的外部的因素(例如高风险环境，或当时的应对策略无效)，这样不会觉得是自己“失控”，从而可以很快地恢复到戒烟状态。高危情景应对模式见图1。

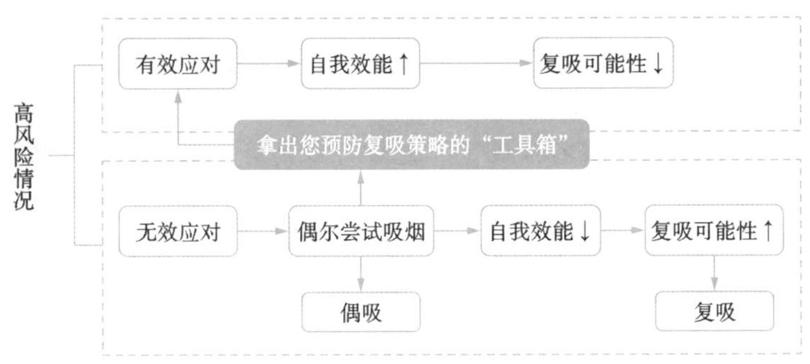

图1　高危情景应对模式

预防复吸策略的步骤

首先识别和应对高风险情况，消除有关吸烟好处的神话，管理偶吸一口的行为，并解开对复吸过程的误解等，具体步骤如下。

1. 停下、看和听：戒烟者出现偶吸时，停下来，关注正在发生什么事情。偶吸一支甚至一口烟的行为是一种危险信号，把注意力重新放在保持戒烟的努力上。

2. 保持放松和平静：避免绝望、自我惩罚的思想和内疚感至关重要。一次失误不会复吸，所以您不应过分强调本次吸烟行为的意义。许多人在偶吸后常犯的错误想法包括："好吧，我已经吸了一支烟，所以再吸一支烟也没什么关系"。这种想法很容易导致复吸。应提醒自己，本次吸烟行为不能抹去自己戒烟过程中做的所有努力。

3. 重申戒烟和保持戒烟的承诺：重温引起您决定戒烟的原因，重点关注您戒烟的理由中最重要的那一条。

4. 检查导致本次吸烟的情况：您应该立即检查触发吸烟事件的情景，并重温相应的应对策略。有两点非常重要，第一是分析为什么您没有使用适当的应对策略，或为什么您的应对策略失败；第二是想出更多处理类似情况的有效方法。

5. 制定即刻恢复戒烟的计划：立即制定恢复完全戒烟的计划，而不是坐在那里思考"怎么就吸了一口或一支烟呢?"，因为这样可能会导致更多的吸烟想法并最终导致复吸。您在那一刻需要做的是如何确保不再吸了。通常可以离开当时的情景、散步、深呼吸等。避免自我惩罚至关重要。

6. 寻求帮助：寻找他人提供支持和鼓励，帮助自己重新回到完全不吸烟的轨迹。如果可能的话，立即联系支持您戒烟的人，使您在发生这种情况时可以立即得到帮助。以上这些策略需要提前进行预演练，反复练习，鼓励自己出现"偶吸"行为时采取以上步骤。

预防复吸的小技能

- 想想让您戒烟的原因以及您这样做所带来的好处。提醒自己，当您是香烟的奴隶时，您的生活是什么样的。
- 考虑一下您所取得的所有进展，以及如果您要重新开始戒烟您必须重复的所有阶段。
- 当有人为您提供香烟时，问问他们为什么要这样做。给戒烟者递烟的人往往没有意识到这种行为的后果。
- 请您吸烟的朋友和家人尊重您的戒烟决定，永远不要给您吸烟的机会。
- 请记住，您不需要吸烟。没有人需要您吸烟。您大脑的吸烟冲动只是幻想，可以通过放松训练等来消除这种幻想。
- 对生活做出积极的改变也可帮助您避免复吸。例如，发现新的活动或兴趣：体育、舞蹈、瑜伽、园艺、电影等。健康的活动为您带来舒适和愉悦，它将让您远离吸烟。
- 寻求家人或朋友的支持，更多地了解您的个人问题，将有助于您更好地了解推动您吸烟的原因并找到抵制吸烟的方法。
- 放弃香烟很重要，但保持不吸烟更重要。因此，不要满足于自己的成就，尽可能地做好预防措施，以应对毫无疑问会出现在您人生道路上的吸烟诱惑。每个人都有能力终生戒烟，您也不例外。对自己有信心，您会发现更多帮助您坚持目标的动力。

实际上，戒烟准备的内容主要就是针对预防复吸的，包括自我监测吸烟情况、提前了解诱发您吸烟的因素、远离危险情况、最大程度地避开吸烟者、毁灭证据、处理吸烟相关的环境和情境等。接下来继续介绍如何识别和应对高危情境。

识别和应对高风险情况

防止“偶吸”或“滑倒”的第一步是识别“高风险情况”或“高危情境”。这些情况或当时的感觉会使您面临更高的吸烟风险。在您的“每日吸烟监测表”上，那些与“最需要的香烟”有关的人、地方、情况和情绪很可能是您的高风险情况。您可以看第二周“每日吸烟监测表”的检查情况，以帮助您识别这些高风险情况。它们可能是一个特殊的环境(例如，酒吧或聚餐的饭店)，某些人(例如，老烟友或讨厌的亲戚)，或特殊的感觉(例如，压力、愤怒、焦虑、抑郁)。通过识别您的高风险情况，您可以制定应急计划来应对或消除它们，从而减少您偶吸或复吸的可能性，这样可以帮助您长期保持不吸烟的状态。

以下练习将帮助您确定您特定的高风险情况，以及应对这些特定情况的技能和恰当的反应。其目的是制定一个行动计划，并在心里演练这些技能或策略，帮助您避免或处理这些难以避免的高风险情况。在您成为一个长期不吸烟者之前，尽量避免这些高风险情况。如果您无法避免它们，您需要确定应对技能以避免小失误或完全复吸。

在识别和应对高风险情况表的左手栏，识别那些对您来说可能是最危险的情况。然后在表格的右手栏中思考您能做到的行动计划。同时，寻找一个或多个积极的应对方法，您可以用它们来避免这些情况。

现在，请列出左手栏中任何可能会让您重拾旧习惯(吸烟)的高风险情况，并在右手栏中列出您可以采取的行动或应对措施，以防止这些情况导致完全复吸。您也可以在本书附录第 203 页找到“识别和应对高风险情况表”。如果您完成右手栏有困难，请回到第三周复习各种应对策略。

识别和应对高风险情况表

高风险情况	行动计划(应对反应)
工作单位的休息室	1. 到其他地方休息 2. 休息时去散步 3. 休息时带本书来阅读 4. 休息时咀嚼口香糖
感觉紧张	1. 做放松练习 2. 与自己对话，让自己平静下来 3. 提醒自己，到目前为止自己做得有多好，不要再重蹈覆辙 4. 触摸脚趾尖 5. 做些运动：例如散步或慢跑等

挫折与失误

预防复吸的第二步是，知道如何应对挫折与失误，避免再次偶吸，从而防止完全复吸。这时，与自己对话是一项重要的技能。关键是要从失败中吸取经验教训，继续朝着积极的方向前进。

“昨天航班延误到一塌糊涂，延到最后整个人快崩溃了，啥思维游戏都解决不了。我在机舱里心烦意乱之际，突然看到别人要了一杯可乐……我一年前开始健身之后，就彻底戒绝了含糖饮料，尤其是可乐。再没碰过一口，只偶尔来一瓶代糖过过瘾。我本以为我已经修炼得禅心坚固、圆融无漏，可当我看到隔壁喝加冰可乐的一瞬间，天魔入心，灵台蒙尘。我义无反顾地点了一杯纯正的、经典的大可乐，加了足足的冰，一气饮尽，整个人都精神了，觉得再扛十个小时延误都没问题。”

这是来自著名作家马伯庸的微博的内容，形象地描述了戒可乐后出现“高风险情况”时的“小失误”。

前面提到，尼古丁是所有成瘾物质中成瘾性最强的一种，戒烟比戒可乐难很多，戒可乐都会出现挫折与失误，戒烟更是如此。重要的是，要学会如何忽略暂时的失误，并从中吸取教训，让自己继续成功。

对于绝大多数戒烟的人来说，挫折或失误很可能是不可避免的，这应该被看作是一个从这种挫折或失误中学习的机会。这样您就可以避免将来的失误。把下面的练习表格复制几份，以便在接下来的几周中随身携带。如果您遇到挫折，请立即填写表格。这将帮助您学会正确应对失误的方法。它还将帮助您集中精力在继续戒烟方面，引导您回到戒烟的正常轨迹中。

戒烟期间“失误”后需要思考并回答的问题（表格形式详见本书附录第 204 页）

1. 发生了什么事情，使我努力戒烟后又吸了一支或几支烟？
2. 当时我是什么感觉？
3. 这是一个典型的事件或感觉，还是出乎我的意料？
4. 我可以对自己说些什么（与自己对话）来劝阻自己不要吸这支烟？
5. 在这种情况下，我能做些什么来代替吸烟呢？
6. 我从这种情况中学习到什么？
7. 未来我将如何处理这种情况或类似的情况？

挑战“合理化”

在第二周“戒烟的担忧”已经介绍了一些戒烟准备期间如何挑战“合理化”想法。在某些情况下，人们即使是在成功戒烟几周后也可能有意识地选择吸烟。他们通过“合理化”来为自己辩护。通过这种方式，我们为自己所做的或将来要做的事情赋予一个合理解释。例如，“今天的工作很糟糕，我要吸一支烟让自己冷静下来。”或者“我这项工作完成的非常出色，我要吸一支烟来犒劳一下自己。”另一种常见而危险的合理化解释是：“我就吸一支烟。明天开始，我回到戒烟进程中去。”

这些消极的自我对话可以看作是一种与自己玩“危险游戏”的方式。您需要避免这种“危险游戏”，需要用积极的语言来与自己对话，说服自己不要再吸烟，或者从偶尔出现的吸烟“滑倒”中恢复过来，并吸取经验教训。请记住，千万不要在您想吸烟前进行这样的“合理化”解释，因为这样往往容易导致您真的出现吸烟行为。

常见的“合理化”解释包括如下几个方面。

1. 用香烟作为工作做得好的奖励：“我做的很好，值得吸一支烟。”

2. 在很紧张或不舒服的情况下，允许自己吸一支烟：“我吸一支烟来放松一下。”

3. 告诉自己：“吸一支烟而已，没有关系，不会有什么伤害的。我吸完这一支烟就回到戒烟进程中，不再吸就是。”

如果您曾戒烟过，回想一下您以前的戒烟尝试，您成功戒烟了，但是又回到了老习惯(又开始吸烟了)。您用了什么样的“合理化”解释。您有多少次告诉过自己，吸一支烟没有关系？

如果您开始使用"合理化"解释，请您特别注意这点。当您的大脑出现这些"症状"时，"警报"就要立即响起。您需要通过"现实挑战"来对抗这些所谓的"合理化"解释，然后用积极的自我对话来代替它们。如果您不确定这是否合理，您可以问问自己：支持我戒烟的另一半或朋友会怎么看待它们？他会觉得这是可信的吗？会觉得这是真正"合理"的吗？还是觉得我只是在玩"心理游戏"？请记住，您也可以问已经成功戒烟的人，或者不吸烟的人，这些是不是合理的想法或做法。如果您确实"合理化"它们了，您的行为很可能是不合适的或不合理的。

在下面这个"合理化"练习表格中列出了"合理化"的例子，以及如何挑战"合理化"，并寻找出"合理化"的替代选择。请在这个表的第一栏列出您所有可能用来作为借口重新回到旧习惯（吸烟习惯）的"合理化"，在第二栏中列出每一种"合理化"的挑战，在第三栏中写出一个或多个可以使用的"合理化"的替代选择。"合理化"练习表详见本书附录第205页。

"合理化"练习

"合理化"	挑战"合理化"	"合理化"的替代选择
允许自己吸一支烟，因为现在感到很紧张。	尼古丁是一种兴奋剂，这只会增加我的紧张感。	我应该做一下深呼吸或者去散个步，让我放松下来。

抵制社会心理依赖

前面我们花了很多时间谈论尼古丁戒断症状以及应对策略。如果有戒断症状的话，一般都是在戒烟后的最初几天出现。有些尼古丁依赖严重的吸烟者在戒烟的24小时内就会出现严重的戒断症状。实际上，一般戒烟两周后，躯体戒断症状就基本消失了，与尼古丁的斗争基本结束了，您已经是赢家了。但是，有些心理社会因素，会常常引诱戒烟者再次吸烟。这里重点谈谈几个常见的社会心理依赖症状：孤独、害怕失败、失去身份感。

孤独：香烟对有些人来说，就像是他们的“朋友”。在他们感到孤独的时候，吸烟总是能安慰他们，“香烟”是他们值得依赖的“好朋友”。可能很多戒烟者都有过这种经历。有些刚戒烟者，特别是早上起来的时候，会有一种淡淡的忧伤感、孤独感，好像是他们的“好朋友(香烟)”刚刚过世。也有些刚戒烟者感觉他们的“好朋友(香烟)”背叛自己了，他们永远地失去了这个“好朋友”。如果您实在想念您的“好朋友(香烟)”，不妨直白地表达自己的想法和感受，可以写封邮件、读本书、改变一个环境散散步或许更重要的是寻找新的朋友。

害怕失败：有些人害怕自己会再抽烟，所以就真的再抽烟了。害怕失败是成功戒烟的阻碍因素，包括很多方面，最常见的是害怕失去自尊。您可能因为戒烟而获得很多的祝贺和赞赏，这样的话，您就会害怕让别人失望，害怕失去这种因戒烟而被尊重的感觉。这样一来，反而容易让自己早早复吸。还有的戒烟者特别想彻底戒烟，导致自己无法忍受“可能复吸”这一点。例如，如果您为戒烟做出了巨大的努力，然后失败了。这样会给您一种灾难性的判断：我将不可能戒烟。最简单的做法是，不要太刻意了，因为每个人都有可能发现自己这次戒烟中又复吸了。如果您有这种感觉或经历，您需要纠正一下自己的想法，没有永远不能戒烟这回事。如果您失败了，这次失败并不能反映您没有能力戒烟，只是告诉您，您没有最好的为应对各种导致自己吸烟的环境和社会因素做好充足的准备。这些因素其实都是相对固定的，只要继续为此做好准备就是，因为您在接下来的几个月还会碰到相似的可能导致再次吸烟的因素。

失去身份感：有些人在放弃一种身份的时候（如戒烟的时候，放弃作为吸烟者的身份）会出现失去身份的感觉。有一位戒烟者说："我是一名销售员。在戒烟前，每次和顾客谈话的时候，我都会从口袋里拿出满满的一盒香烟，并递一根给对方。后来，我戒烟了，每次和顾客谈话的时候，我总会习惯性地摸一下口袋。我体会到了那种空空的感觉……"

这种失去身份的失落感，一般都出现在戒烟后 2 ~ 3 个月。这是很常见的现象，有些人并没有意识到这种失去身份感只是暂时的体验，从而导致再次吸烟。如果您有这种感觉，可以通过把注意力集中在您的别的身份上，从而让这种体验更快消失。这里有些练习，不妨试一下。

第一，试着想一想喜欢的电影、喜欢的歌、喜欢的美食、假想度个假，想一想小时候的爱好和现在的爱好、您是哪里出生的、您的职业、您孩子的名字、宠物的名字、最近两周是如何度过的等。

第二，简短写下以下内容：您最喜欢自己个性中的哪些方面，别人最喜欢您个性中的哪些方面，在未来的 5 年，您将如何让自己的生活更加美好（这个内容可能需要多写几个字）。

第三，如果您现在正处于一种哲学家似的心情，试图简短描述一下您最有价值的几个方面。

反复阅读以上几点内容，更加精细地描述自己的身份和性格特征。这么做一段时候以后，您会发现自己根本不需要香烟来验证您的身份。

总之，如果香烟是您的"朋友"，埋葬它、短期内为它悲伤、而后交新朋友；如果您害怕戒烟失败，做最大的努力。记住，这次失败只是表明这次没有为这个艰难的任务做最充分的准备；关注您身份的多个方面。

奖励自己

您已经度过了戒烟后最艰难的几周。您现在已经有过几周奖励自己的经验了，请记得继续奖励自己。回顾您在第二周列出的奖励清单。除了物质奖励，请记得一定要自我表扬和鼓励。

请记住，要用与自己对话的形式来对抗任何“合理化”的可能导致吸烟的解释，或者对抗任何戒烟相关的消极想法。如果您出现了“滑倒”的情况（哪怕只是吸了一口烟），请“爬起来”，吸取经验教训并继续前行，防止再次“滑倒”。即使“滑倒”也没关系，一定要认定自己为“非吸烟者”，这样您会变得更有戒烟信心。

如果您仍存在一些戒断症状，您也要继续把这些症状看作是戒烟后康复的表现，以积极的态度而不是消极的态度去体验这些戒断症状。在接下来的几周内，也请继续做放松练习。为自己点赞，您的戒烟工作做得很棒！

第八周　维持不吸烟身份

欢迎来到戒烟计划的第八周。现在，您已经度过了最艰难的那段时期。您已经进入戒烟计划的最后一周，但不代表您的戒烟计划在本周就结束了。虽然随着时间的推移，保持不吸烟变得越来越容易，但您仍需要继续利用自己学到的新技能抵制任何复吸的风险。因为在戒烟的半年到一年之内，仍有很多人复吸。特别是在戒烟的自豪感和热情开始消退时，更容易放松警惕而回到过去的旧模式（吸烟模式）。有的人可能会感到过于自信，没有把精力放在继续进步上。回顾一下上周的主要内容：

- 预防复吸：保持不吸烟。
- 识别和应对高风险情况。
- 挫折与失误。
- 挑战“合理化”。
- 抵制社会心理依赖。
- 奖励自己。

本周的重点是如何继续保持不吸烟。大多数吸烟者都曾有过戒烟的经历，保持不吸烟可能也是您曾经遇到的困难。这一次，您可以做一个永久的改变。

本周的重点内容如下：

- 回顾您的成功。
- 为生活增添光彩。
- 评估新的应对技能。
- 预测高风险情况。
- 终生不再吸烟。

回顾您的成功

现在，请再次回顾您到目前为止的进步。同样地，如果您有偶尔吸一两次，请不要再回到过去吸烟的旧习惯中去，请回顾上周学习的内容，包括如何应对偶尔吸烟和预防复吸。如果您在过去的一周有超过 4 次的失误，您需要回到第四周并重新开始戒烟。如果您复吸了，觉得自己准备不够，请回到第一周重新开始学习戒烟前如何做准备，请千万不要自欺欺人地坚持下去。这不是比赛，通过您的再次努力，您终将永久性戒烟，您在未来必定会获得“非吸烟者”身份。

如果您到目前为止完全没有再吸烟，我们对您的工作表示祝贺。到目前为止，如果您出现过戒断症状，这个时候几乎所有的症状都消失了。躯体的戒断症状消失后，您会感觉好很多。接下来的几周里，您将面临的大部分挑战是与吸烟有关的心理渴求和冲动。

在接下来的几周甚至几个月内，您需要积极地面对这些挑战，直到您不再感受到强烈的重新吸烟的欲望。您需要整合您所学到的技能，以便做出终生的改变(永久性不吸烟)。

请评估您目前的应对技能，看看哪些旧技能得到了改进，哪些新技能得到了采纳。然后，确定您在接下来的两周内面临的高风险情况，并复习第四周中提供的建议，帮助您成为一个终生不吸烟的人。

为生活增添光彩

现在，请想一想您为生活增添了哪些光彩。例如，通过戒烟，促进了健康，延长了寿命，当然也有很多其他益处。您的味觉和嗅觉更加敏感，或许更能感受到食物的味道，更好的享受食物。您更有能量、更有活力。如果您一直坚持这个项目，您应该有花更多的时间散步或做运动。至少这段时间，您的身体增加了饮水量。

或许您已经有了新的目标，正在朝着目标奋斗。您增加了更多的深呼吸，放松训练，您或许吃了更多新鲜水果和蔬菜。请您问问自己戒烟以来，还为生活增添了哪些光彩，并记录在日记本上。

请您从下面三个分类来考虑，并将这些内容和您的家人、朋友分享，这是很快乐的任务，会让您的心情变得更好。

- 第一类：您的家人和朋友。从“增添”的定义出发，来考虑您的家人和朋友。可以想一下您给家人和朋友增添了什么，也可以想想您是否增添了新的朋友，甚至家庭成员。
- 第二类：您的兴趣爱好。我们通常所说的爱好是指很有兴趣的东西或活动，这些活动常常会带给自己很愉悦的体验。从另外一个角度来看，今天的兴趣爱好，或许就是明天的职业生涯。想一想您为现在的兴趣爱好增添了多少乐趣，或有什么新的兴趣爱好。
- 第三类：您的内心世界。丰富自己内心世界的方法之一是笑(包括大笑)，这样可以让自己更深切地感受自己的内心世界。花更多的时间来感受自己的生活经历进行更多的理性思考或哲学思考。在这一类上多花些时间，不断地升华自己的思想，您可以为自己的内心世界增添更多的光彩。

成功的戒烟通常包括放弃香烟本身和想吸烟的想法。增添这些正能量的想法以后，您会发现生活变得更加丰富多彩，您也更容易远离香烟。

评估新的应对技能

过去的八周，可能是您最近经历过的压力最大的时期。在一定程度上，这可能是因为您觉得自己被剥夺了最熟悉、最令人安慰的应对技能之一（吸烟）。您可能会惊讶地发现，没有香烟您也能挺过冲突、紧张和挫折。您应该为自己做到了这点而自豪。

为了更好地应对压力或渴求，您需要知道您对压力的反应。想一想过去一周您所面临的压力情况。您是如何应对这种情况的？您对此的身体反应是什么？

如您所知，有许多的应对技能。每当我们面临压力时，我们往往会习惯性地使用少数相同的技能。我们常常对过去反复使用的技能感到满意。第三周，我们讨论过压力管理的重要性，并介绍了各种应对措施。现在请您花点时间来评估一下您所使用的应对工具，其中一些是您在开始这个戒烟项目之前就已经用过的。希望您已经通过这个项目，学习了其他技能，例如放松练习。

请检查一下您成功使用的应对工具或技能：

□和别人聊聊	□分散注意力，让自己保持忙碌
□寻求支持	□思考可解决问题的方案
□放松练习，正念冥想	□寻找一线希望
□与自己对话	□运动、锻炼身体缓解紧张
□寻求更多信息	□让别人来帮助一起处理
□列出可选择的清单	□自信
□听音乐	□试图知道别人对此的想法
□深呼吸	□问别人是怎么处理这样的情况

□我使用过的其他技能：

____

____

□我希望改善或增加的应对技能：

____

____

如果其中的一些技能还没有成为您应对技能的一部分，那么您应该学习这些技能，并把它们融入到您当前的应对技能中去。这些技能不仅能帮助戒烟，而且对于有效应对任何类型的压力都是必不可少的。我们鼓励您继续发展和提高您的应对技能，这会让您做事更有效率，也会让您更自信。

预测高风险情况

上周您了解了高风险情况，并致力于如何识别和预测它们。通过识别您的高风险情况，您将制定应急计划来应对它们，从而减少或消除您复吸的风险。

以下练习将帮助您确定您的特定高风险情况，以及应对这些特定情况的技能和恰当的反应。这样做的目的是制定一个行动计划，并在心里演练这些策略，帮助您避免或应对这些不可避免的情况。

想想未来两周可能出现的高风险情况。找出那些您觉得会是"高风险"的情况。和上周一样，在识别和应对高风险情况表格的左手栏思考您预计接下来两周的高风险情况。在右手栏中思考一个或多个积极的可以避免这种情况的应对措施或计划。

和上周一样，现在请列出左手栏中任何可能会让您重拾旧习惯（吸烟）的高风险情况，并在右手栏中列出您可以采取的行动或应对措施，以防止这些情况导致完全复吸。您也可以在本书附录第 203 页找到"识别和应对高风险情况表"。如果您完成右手栏有困难，请回到第三周复习各种应对策略。

识别和应对高风险情况表

高风险情况	行动计划（应对反应）
工作单位的休息室	1. 到其他地方休息 2. 休息时去散步 3. 休息时带本书来阅读 4. 休息时咀嚼口香糖
感觉紧张	1. 做放松练习 2. 与自己对话，让自己平静下来 3. 提醒自己，到目前为止自己做得有多好，不要再重蹈覆辙。 4. 触摸脚趾尖 5. 做些运动：例如散步或慢跑等

请记住，您在未来的几周甚至几个月内需要反复做这项工作，直到您觉得自己不再面临复吸的高风险情况了。

维持您的新身份

“创造并维持您的非吸烟者新身份”是您戒烟计划的整个目标。现在您已经通过努力为自己创造了一个新身份。从现在开始，您的工作重点是维持您的非吸烟者新身份。前面提到，实现这点，不仅需要改变一些旧的固定思维模式，也要改变您的很多旧习惯，学习很多新的应对技能。这需要下定决心、并花费很多精力在这方面，但这是可以做到的，且您到目前为止也已经做到了。

您已经成功地度过了难受的、感觉怪怪的戒断症状，您现在可以适当放松些了，开始以非吸烟者的身份生活了。然而，您还不能完全放松警惕，您仍需要把精力集中在戒烟方面。这个阶段的关键是开始像个非吸烟者一样思维。这可能有点难做到，因为之前的那么长时间里，您都是以吸烟者的身份生活。不过，随着日子的推移，您会越来越适应这种非吸烟者身份的生活。

现在您已经成功戒烟几周了，您的思维模式也逐渐转变为一名非吸烟者的了。这种思维模式的改变非常重要。简单地说，您要开始不断地告诉您自己，您讨厌吸烟，您也不想被动吸烟。这听起来好像有点冷酷无情或甚至荒谬、可笑。但是您需要开始以不同的思维和角度看待那些吸烟的人。他们和您不一样。他们有个不良的、甚至极为不健康的习惯，您没有这个习惯。您要开始将自己和那些吸烟者区分开来，不要把自己和他们联系起来。在这方面，您和他们已经没有共同的兴趣了。

这种想法听起来可能有点过分，但是为了戒烟，您必须要这么做。如果您不重塑自己的思维，让自己变得讨厌看到吸烟，当强烈的吸烟渴求来临的时候，您的戒烟之路可能就会以失败告终。告诉您自己，您讨厌吸烟，很同情这些人还在吸烟，然后赶紧离开有人在吸烟的地方。

您可能会想："那我的家人和朋友仍在吸烟怎么办呢?"您仍然需要如此地看待他们，但是不要放弃他们，为他们树立一个榜样。您可以展现给他们：戒烟是可以成功做到的。当他们看到您成功戒烟了，他们可能会有很多关于您是如何做到成功戒烟的问题。这就是非常好的帮助您所爱的人戒烟的机会。

自豪感会持续很久：您现在正在做的事情，是非常值得自豪的。您戒烟了，这种自豪感会持续很长的时间。您需要站在镜子前面，看着镜子里的这个人，这是一个让您自豪和尊重的人。从人性的角度来说，您的这种自豪感只会在您再次成为吸烟者的时候消失。

依靠您的支持团队：随着您作为非吸烟者的日子越来越长，越来越多的人会注意到您做的事情。很多人都会非常支持您为此做出的努力。和别人谈谈您作为一名非吸烟者的感受，告诉他们您都做了些什么来代替吸烟。告诉他们，没有吸烟了，您是如何感觉良好的。这些可以作为正能量，帮助您维持不吸烟者的生活。请记住，您需要做的就是终生不吸烟，您可以寻找每一个可能的庆祝您戒烟的理由，这会让您的戒烟旅程走得更轻松。

终生不再吸烟

您已经完成了一个全面的戒烟计划。无论您是采取了"逐渐减量戒烟"还是"立即完全戒烟"的戒烟方式，或者使用了戒烟药物，您在成为一名"不吸烟者"方面非常努力，做出了重要的工作。为了您自己，为了您的家人和朋友，您应该为自己的“不吸烟者”身份继续努力。这本手册也给您带来了一些有用的工具和策略，请您继续利用它们，保持戒烟动力，尤其是在接下来的几周至几个月内。

维持长期戒烟是一个很大的挑战，即使是那些戒烟初期没有经历什么问题的人也是如此。戒烟失败者之所以失败，最主要原因是未能在戒烟后数周和数月内成功地应对吸烟的冲动或渴求，从而导致复吸。有些人是屈服于这些冲动，以缓解持续的痛苦，也有些人在成功保持戒烟之后降低了警惕，认为一支香烟不会影响戒烟。复吸的风险在戒烟后数周和数月内逐渐下降。尼古丁依赖被称之为一种慢性复发性脑病，如高血压病、糖尿病一样，无论目前状态如何，您都需要持续自我监测吸烟情况，以维持长期戒烟状态。

就是再吸一支烟也不行：很多人戒烟后又复吸的一个重要原因是，他们不相信自己成瘾了，他们戒烟后觉得吸一支烟是没关系的。

一位戒烟后复吸的人说：“当我戒烟3年后，我抽了一支烟。我不是故意想重新吸烟，我当时只是想吸一支烟应该没关系，这次只是一种社交需要。毕竟我3年都没有吸烟了，就吸一支烟也不会损害身体。我当时真的没有想再成为一名吸烟者。可是，那一支烟让我在3天之内就回到了一天一包烟的状态。我的家人和朋友当时还不知道这个秘密。”

他的建议：为了彻底地、成功地戒烟，您一支烟也不能再抽。一支烟，对您来说太多了。

下面的建议将帮助您保持继续进步，帮助您终生不吸烟。

1. 请记住，挫折可能是不可避免的，它应该作为一个学习的机会，帮助您避免在未来出现失误。

2. 继续获得支持，您在这个艰难过程中需要他们的鼓励，提高您戒烟行动的士气。

3. 继续奖励自己，坚持完成您在第二周设立的奖励。包括本周的奖励和未来 6 个月的奖励。

4. 在日历上圈出戒烟日期的周年纪念日，在此日期设立一个丰厚的奖励。计算一年不吸烟省下的钱，考虑把它用于度假或为自己买些特别的东西。

5. 继续表扬自己出色的工作。您知道自己在戒烟工作方面有多努力，会增加您的信心，这是保持一生不吸烟的重要条件。

6. 永远不要放松警惕。虽然您的烟瘾会随着时间的推移而减少，您不需要总是积极地参与戒烟行动，但是完全被动可能会导致复吸。所以，您仍需积极主动地为实现保持不吸烟的目标而努力。

7. 继续使用您所学到的技能来应对未来的压力和意想不到的情况。

8. 继续放松练习，这种练习除了帮助减少吸烟渴求与冲动，让您保持不吸烟，还可以缓解生活压力，提高幸福指数。

9. 无论您已经不吸烟多久了，永远不要自欺欺人地认为吸一支烟或吸一口烟没关系。有太多出现这种情况而复吸的人，甚至有在戒烟多年后复吸的情况。

10. 将自己的身份定义为“不吸烟者”。这个世界充满了吸烟的图片，更不要说周围存在的吸烟者。如果您觉得自己是“不吸烟者”，很自然地就会忽略这种环境，从而不会产生吸烟反应。如果您喜欢称自己“戒烟者”也是可以的。因为这种称呼，让自己有种战胜烟草的胜利感。对您来说，和其他不吸烟者一样，吸烟仅仅是您的历史。

希望这本手册在您的戒烟旅程中发挥积极有益的作用。我们祝愿您继续成功地保持不吸烟，并继续保持更健康的生活方式。请记住，如果您出现了任何“失误”，或者感到越来越强烈的吸烟冲动，请参考书中相应的章节内容，以帮助您重新关注实现目标的方法。请继续保持您的信心和动力。

最后，欢迎与我们分享您的戒烟旅程（“戒烟旅程记录”详见本书附录206页）。如果您遇到了本书中没有涉及到的内容，也可以免费咨询我们（浙江大学医学院附属邵逸夫医院精神卫生科廖艳辉博士，微信或电话：18890098831）。

参考文献

[1] He J, Gu D, Wu X, et al. Major causes of death among men and women in China[J]. New England Journal of Medicine, 2005, 353(11): 1124-1134.

[2] Gu D, Kelly TN, Wu X, et al. Mortality attributable to smoking in China[J]. New England Journal of Medicine, 2009, 360(2): 150-159.

[3] Carter BD, Abnet CC, Feskanich D, et al. Smoking and mortality—beyond established causes[J]. New England journal of medicine, 2015, 372(7): 631-640.

[4] Alexandrov LB, Ju YS, Haase K, et al. Mutational signatures associated with tobacco smoking in human cancer[J]. Science, 2016, 354(6312): 618-622.

[5] 骆景光，杨明，韩凌，等. 北京市某医院456例急性心肌梗死患者五年吸烟及戒烟现状调查[J]. 中华流行病学杂志，2011，32(3)：244-247.

[6] Bjartveit K, Tverdal A. Health consequences of smoking 1-4 cigarettes per day[J]. Tobacco control, 2005, 14(5): 315-320.

[7] Forouzanfar MH, Afshin A, Alexander LT, et al. Global, regional, and national comparative risk assessment of 79 behavioural, environmental and occupational, and metabolic risks or clusters of risks, 1990-2015: a

systematic analysis for the Global Burden of Disease Study 2015[J]. The Lancet, 2016, 388(10053): 1659-1724.

[8] Scanlon PD, Connett JE, Waller LA, et al. Smoking cessation and lung function in mild-to-moderate chronic obstructive pulmonary disease: the Lung Health Study[J]. American Journal of Respiratory and Critical Care Medicine, 2000, 161(2): 381-390.

[9] Tang J, Liao Y, Kelly BC, et al. Gender and regional differences in sleep quality and insomnia: a general population-based study in Hunan Province of China[J]. Scientific reports, 2017, 7: 43690.

[10] Moss TG, Weinberger AH, Vessicchio JC, et al. A tobacco reconceptualization in psychiatry: Toward the development of tobacco-free psychiatric facilities[J]. The American journal on addictions, 2010, 19(4): 293-311.

[11] Lasser K, Boyd JW, Woolhandler S, et al. Smoking and mental illness: a population-based prevalence study[J]. Jama, 2000, 284(20): 2606-2610.

[12] Ziedonis D, Hitsman B, Beckham JC, et al. Tobacco use and cessation in psychiatric disorders: National Institute of Mental Health report[J]. Society for Research on Nicotine and Tobacco, 2008.

[13] Taylor G, McNeill A, Girling A, et al. Change in mental health after smoking cessation: systematic review and meta-analysis[J]. Bmj, 2014, 348: g1151.

[14] Shi Q, Ko E, Barclay L, et al. Cigarette smoking and aneuploidy in human sperm[J]. Molecular Reproduction and Development: Incorporating Gamete Research, 2001, 59(4): 417-421.

[15] Igarashi A, Aida J, Sairenchi T, et al. Does cigarette smoking increase traffic accident death during 20 years follow-up in Japan?: The Ibaraki Prefectural Health Study[J]. Journal of epidemiology, 2018: JE20170330.

[16] Liao Y, Wu Q, Kelly BC, et al. Effectiveness of a text-messaging-based smoking cessation intervention ("Happy Quit") for smoking cessation in China: A randomized controlled trial[J]. PLoS medicine, 2018, 15(12): e1002713.

[17] Chaiton M, Diemert L, Cohen JE, et al. Estimating the number of quit attempts it takes to quit smoking successfully in a longitudinal cohort of smokers[J]. BMJ Open, 2016, 6(6): e011045.

[18] Irfan M, Haque AS, Awan S, et al. Reasons of failure to quit smoking: a cross sectional survey in major cities of Pakistan[J]. European Respiratory Journal, 2014, 44(Suppl 58): P4466.

[19] Anthony JC, Warner LA, Kessler RC. Comparative epidemiology of dependence on tobacco, alcohol, controlled substances, and inhalants: basic findings from the National Comorbidity Survey[J]. Experimental and clinical psychopharmacology, 1994, 2(3): 244.

[20] Perkins KA, Karelitz JL, Conklin CA, et al. Acute negative affect relief from smoking depends on the affect situation and measure but not on nicotine[J]. Biological psychiatry, 2010, 67(8): 707 –714.

[21] Tadrous M, Martins D, Yao Z, et al. Varenicline and Risk of Self-Harm: A Nested Case-Control Study[J]. PLoS One, 2016, 11(9): e0163681.

[22] Hughes JR. Varenicline as a Cause of Suicidal Outcomes[J]. Nicotine & tobacco research : official journal of the Society for Research on Nicotine and Tobacco, 2016, 18(1): 2 –9.

[23] Akimoto H, Wakiyama H, Oshima S, et al. Identification and Characteristics of Time-Related Shifts in Suicide-Related Event Frequency During Smoking Cessation Treatment with Varenicline[J]. International journal of medical sciences, 2017, 14(10): 920 –926.

[24] Franklin TR, Ehrman R, Lynch KG, et al. Menstrual cycle phase at quit date predicts smoking status in an NRT treatment trial: a retrospective

analysis [J]. Journal of women's health (2002), 2008, 17 (2): 287 –292.

[25] Shiffman S, Dunbar M, Kirchner T, et al. Smoker reactivity to cues: effects on craving and on smoking behavior [J]. Journal of abnormal psychology, 2013, 122(1): 264 –280.

[26] Schlam TR, Piper ME, Cook JW, et al. Life 1 year after a quit attempt: real-time reports of quitters and continuing smokers [J]. Annals of behavioral medicine: a publication of the Society of Behavioral Medicine, 2012, 44(3): 309 –319.

[27] 廖艳辉. 正念的科学性研究[J]. 国际精神病学杂志, 2018, 45(5): 769 –771.

[28] Brewer JA, Mallik S, Babuscio TA, et al. Mindfulness training for smoking cessation: results from a randomized controlled trial [J]. Drug Alcohol Depend, 2011, 119(1 –2): 72 –80.

[29] Liao Y, Xie L, Chen X, et al. Sleep quality in cigarette smokers and nonsmokers: findings from the general population in central China [J]. BMC public health 2019, 19(1): 808.

[30] Jaehne A, Unbehaun T, Feige B, et al. How smoking affects sleep: a polysomnographical analysis [J]. Sleep medicine 2012, 13 (10): 1286 –1292.

[31] Liu S, Wing YK, Hao Y, et al. The associations of long-time mobile phone use with sleep disturbances and mental distress in technical college students: a prospective cohort study[J]. Sleep, 2018, 42(2): zsy213.

[32] Gray R, Rajan AS, Radcliffe KA, et al. Hippocampal synaptic transmission enhanced by low concentrations of nicotine[J]. Nature, 1996, 383(6602): 713.

[33] Williamson DF, Madans J, Anda RF, et al. Smoking cessation and severity of weight gain in a national cohort[J]. New England Journal of Medicine,

1991, 324(11): 739 - 745.

[34] Jain P. Effect of Smoking Cessation and Other Lifestyle Modifications on Weight Gain and Risk of Stroke: An Application of the Parametric G-Formula. 2017.

[35] Perkins KA, Marcus MD, Levine MD, et al. Cognitive-behavioral therapy to reduce weight concerns improves smoking cessation outcome in weight-concerned women[J]. J Consult Clin Psychol, 2001, 69(4): 604 - 613.

[36] Gross J, Stitzer ML, Maldonado J. Nicotine replacement: effects of postcessation weight gain[J]. J Consult Clin Psychol, 1989, 57(1): 87 - 92.

[37] Leischow SJ, Sachs DP, Bostrom AG, et al. Effects of differing nicotine-replacement doses on weight gain after smoking cessation[J]. Archives of Family Medicine, 1992, 1(2): 233.

[38] Hurt RD, Sachs DP, Glover ED, et al. Khayrallah MA, Schroeder DR, Glover PN, Sullivan CR. A comparison of sustained-release bupropion and placebo for smoking cessation[J]. New England Journal of Medicine, 1997, 337(17): 1195 - 1202.

[39] Jorenby DE, Leischow SJ, Nides MA, et al. A controlled trial of sustained-release bupropion, a nicotine patch, or both for smoking cessation[J]. The New England journal of medicine, 1999, 340(9): 685 - 691.

[40] Hays JT, Hurt RD, Rigotti NA, et al. Sustained-release bupropion for pharmacologic relapse prevention after smoking cessation: a randomized, controlled trial[J]. Annals of internal medicine, 2001, 135(6): 423 - 433.

[41] Taniguchi C, Tanaka H, Nakamura N, et al. Varenicline is more effective in attenuating weight gain than nicotine patch 12 months after the end of smoking cessation therapy: an observational study in Japan[J]. Nicotine & Tobacco Research, 2014, 16(7): 1026 - 1029.

[42] Ebbert JO, Hatsukami DK, Croghan IT, et al. Combination varenicline and bupropion SR for tobacco-dependence treatment in cigarette smokers: a randomized trial[J]. Jama, 2014, 311(2): 155-163.

[43] Hughes JR, Peters EN, Naud S. Relapse to smoking after 1 year of abstinence: a meta-analysis[J]. Addict Behav, 2008, 33(12): 1516-1520.

附 录

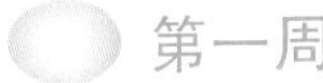

第一周

戒烟理由表

我戒烟的理由：

每日吸烟监测表

日期：＿＿＿＿＿＿＿＿　第＿＿＿＿周

吸烟时间	地点	情境	和谁？	想法	想吸烟程度（0～10分）	负性情感值（0～10分）	感受或吸烟原因

注：评分0～10，程度从无到最。

第二周

吸烟习惯问题表格

1. 吸烟最常见的地方有：

2. 吸烟最频繁的时间是：

3. 最常和谁一起吸烟：

4. 吸烟最多的时候感受如何：

5. 吸烟最常见的原因是：

6. 最想要吸烟的时间和原因是：

7. 对我来说，什么情况最难控制自己不吸烟：

烟草依赖测量问卷（FTCD）

题目	3 分	2 分	1 分	0 分
1. 一般来说，你早晨醒来后多长时间吸第一支烟	≤5 分钟	5～30 分钟	31～60 分钟	>60 分钟
2. 早晨醒来后第一个小时内的吸烟是否多于其他时间			是	否
3. 最不愿意放弃哪种情况下的吸烟			早上第一支	其他情况
4. 你在禁止吸烟的场所如图书馆、电影院时是否会感到不吸烟难以坚持			是	否
5. 你是否在患病卧床期间仍在吸烟			是	否
6. 你每天吸多少支烟	≥30 支	21～30 支	11～20 支	≤10 支

评分标准：

- <4 分：轻度依赖；
- 4～6 分：中度依赖；
- 7～10 分：重度依赖。

您可以选择下面的示例填写自己的信息，或自己写出戒烟誓言。

戒烟誓言

我是＿＿＿＿＿＿，我决定彻底戒烟。我对自己和家人发誓，在做好充分的(时间)＿＿＿＿戒烟准备后我将完全停止吸烟。如果我发现自己想吸烟，我会克服困难，戒烟路上勇往直前！

宣誓人：＿＿＿＿＿＿

日期：＿＿＿年＿＿月＿＿日

戒烟誓言

＿＿＿＿＿＿＿＿＿＿＿＿＿＿＿＿＿＿＿＿＿＿＿＿＿＿＿＿＿＿

＿＿＿＿＿＿＿＿＿＿＿＿＿＿＿＿＿＿＿＿＿＿＿＿＿＿＿＿＿＿

＿＿＿＿＿＿＿＿＿＿＿＿＿＿＿＿＿＿＿＿＿＿＿＿＿＿＿＿＿＿

＿＿＿＿＿＿＿＿＿＿＿＿＿＿＿＿＿＿＿＿＿＿＿＿＿＿＿＿＿＿

＿＿＿＿＿＿＿＿＿＿＿＿＿＿＿＿＿＿＿＿＿＿＿＿＿＿＿＿＿＿

＿＿＿＿＿＿＿＿＿＿＿＿＿＿＿＿＿＿＿＿＿＿＿＿＿＿＿＿＿＿

宣誓人：＿＿＿＿＿＿

日期：＿＿＿年＿＿月＿＿日

戒烟协议书

戒烟是我能为自己和家人的健康做出的最好的事情。我已经决定是时候戒烟了。因此，我，(填写姓名)____________，将于(填写日期)____________戒烟。

我戒烟的主要原因包括：

____

____

____

____

我知道戒烟会带来以下好处：

____

____

____

____

我将很想摆脱的关于吸烟带来的最糟糕的事情，包括：

____

____

____

____

我在保持戒烟时可以联系以获得支持的人是：

____

____

____

____

签名：____________________ 日期：__________

见证者签名：_______________ 日期：__________

合理化记录表

恐惧或担忧	是否合理？	挑战合理化，消除恐惧或担忧
	□合理 □不合理	
	□合理 □不合理	
	□合理 □不合理	
	□合理 □不合理	
	□合理 □不合理	
	□合理 □不合理	
	□合理 □不合理	
	□合理 □不合理	
	□合理 □不合理	
	□合理 □不合理	
	□合理 □不合理	
	□合理 □不合理	
	□合理 □不合理	
	□合理 □不合理	
	□合理 □不合理	

记录对戒烟的恐惧或担忧，挑战合理化，消除恐惧或担忧。

短期奖励表

第____周	奖励
1	
2	
3	
4	
5	
6	

长期奖励表

第____月	奖励
1	
2	
3	
4	
5	
6	
1 年！	

第三周

戒烟准备期间“失误”后需要思考并回答的问题(第三周)

发生了什么事情，使我多吸了几支烟?

当时我是什么感觉?

这是一个典型的事件或感觉，还是出乎我的意料?

我可以对自己说些什么(与自己对话)来劝阻自己不要吸这支烟?

在这种情况下，我能做些什么来代替吸烟呢?

我从这种情况中学习到了什么?

吸烟习惯问题

吸烟最常见的地方有：

吸烟最频繁的时间是：

最常和谁一起吸烟：

吸烟最多的时候感受如何：

吸烟最常见的原因是：

最想要吸烟的时间和原因是：

对我来说，什么情况最难控制自己不吸烟：

吸烟习惯和改变计划问题

导致我吸烟最常见的感觉是什么：

我吸烟最常见的原因是：

我打算戒掉这些香烟：

本周，哪些情况下最难做到不抽烟：

我应对这些情况的计划是：

吸烟习惯改变计划表

本周，我打算改变以下我的吸烟习惯：

压力源评估表

最让我感觉“压力大”的事情(压力源)是：

放松练习记录表

日期/ 星期___	练习时间 （分钟）	日期/ 星期___	练习时间 （分钟）	日期/ 星期___	练习时间 （分钟）
/1		/1		/1	
/2		/2		/2	
/3		/3		/3	
/4		/4		/4	
/5		/5		/5	
/6		/6		/6	
/7		/7		/7	

放松练习记录表

日期/ 星期___	练习时间 （分钟）	日期/ 星期___	练习时间 （分钟）	日期/ 星期___	练习时间 （分钟）
/1		/1		/1	
/2		/2		/2	
/3		/3		/3	
/4		/4		/4	
/5		/5		/5	
/6		/6		/6	
/7		/7		/7	

第四周

活动计划记录表

日期/星期	活动计划
/1	
/2	
/3	
/4	
/5	
/6	
/7	

活动计划记录表

日期/星期	活动计划
/1	
/2	
/3	
/4	
/5	
/6	
/7	

戒断症状表

症状	原因(重新解释)

第五周

吸烟渴求（高危情境）和应对策略表

吸烟渴求（高危情境）时	应对策略

第六周

体重增加与应对策略

戒烟前体重：________斤

戒烟后 第___周/月	体重增加 ______斤	应对策略

第七周

识别和应对高风险情况表

高风险情况	行动计划（应对反应）

戒烟期间“失误”后需要思考并回答的问题(第七周)

发生了什么事情，使我努力戒烟后又吸了一支或几支烟?

当时我是什么感觉?

这是一个典型的事件或感觉，还是出乎我的意料?

我可以对自己说些什么(与自己对话)来劝阻自己不要吸这支烟?

在这种情况下，我能做些什么来代替吸烟呢?

我从这种情况中学习到了什么?

未来我将如何处理这种情况或类似的情况?

“合理化”练习表

“合理化”	挑战“合理化”	“合理化”的替代选择

戒烟旅程记录(我的戒烟日：______年______月______日)

时间	吸烟与戒烟情况 完全没有吸烟填写 0 支	想吸烟的程度 (0－10 分：完全不想－非常想)	体重变化 体重减少用“－”表示
戒烟 1 周	本周每天吸烟：______支	此时想吸烟程度：______分	戒烟后体重增加：______公斤
戒烟 2 周	本周每天吸烟：______支	此时想吸烟程度：______分	戒烟后体重增加：______公斤
戒烟 3 周	本周每天吸烟：______支	此时想吸烟程度：______分	戒烟后体重增加：______公斤
戒烟 1 月	本周每天吸烟：______支	此时想吸烟程度：______分	戒烟后体重增加：______公斤
戒烟 2 月	本周每天吸烟：______支	此时想吸烟程度：______分	戒烟后体重增加：______公斤
戒烟 3 月	本周每天吸烟：______支	此时想吸烟程度：______分	戒烟后体重增加：______公斤
戒烟 6 月	本周每天吸烟：______支	此时想吸烟程度：______分	戒烟后体重增加：______公斤
戒烟 1 年	本周每天吸烟：______支	此时想吸烟程度：______分	戒烟后体重增加：______公斤

注：大部分人都会在设定戒烟日后复吸，如果您有这种情况，请及时重新学习戒烟前的准备，重新设定戒烟日。研究表明，戒烟次数越多，最后成功戒烟的可能性越大。

欢迎将此表发送给微信：18890098831，您也可以通过此电话或微信进行免费咨询。

中国药物滥用防治协会规范化培训教材

科学戒烟：理论与实践

主编：廖艳辉

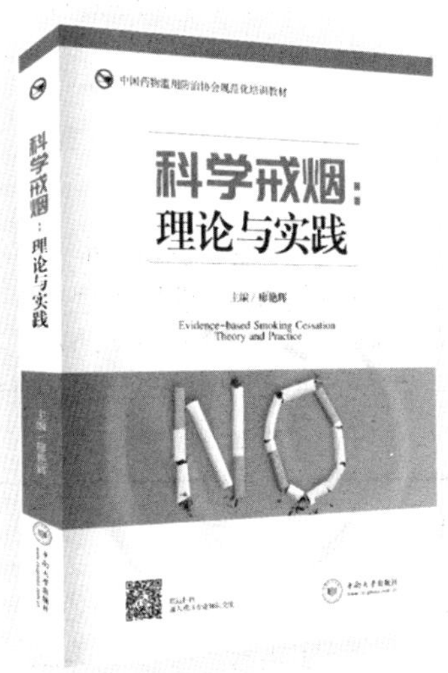

本书以临床和基础科学研究为依据，根据全球不同国家的戒烟指南和基于循证依据的戒烟指导方法，科学、详细地介绍了如何帮助吸烟者进行戒烟干预。

本书将有助于推动为不同的戒烟需求者提供个体化的科学戒烟服务。希望有更多的医务工作者加入到控烟队伍中来，帮助更多的人成功戒烟！也希望有更多的吸烟者早日成功戒烟，远离烟草，回归健康的生活！

图书在版编目（CIP）数据

没有戒不掉的烟：科学戒烟八周之旅／廖艳辉主编.
—长沙：中南大学出版社，2020.10
ISBN 978－7－5487－3974－6

Ⅰ.①没…　Ⅱ.①廖…　Ⅲ.①戒烟—基本知识　Ⅳ.
①R163.2

中国版本图书馆 CIP 数据核字(2020)第 024895 号

没有戒不掉的烟
——科学戒烟八周之旅
MEIYOU JIEBUDIAO DE YAN
——KEXUE JIEYAN BAZHOU ZHILU

主编　廖艳辉

□责任编辑　孙娟娟
□责任印制　易红卫
□出版发行　中南大学出版社
社址：长沙市麓山南路　　邮编：410083
发行科电话：0731－88876770　　传真：0731－88710482
□印　　装　湖南省汇昌印务有限公司

□开　　本　880 mm×1230 mm　1/32　□印张 7　□字数 186 千字
□版　　次　2020 年 10 月第 1 版　□2020 年 10 月第 1 次印刷
□书　　号　ISBN 978－7－5487－3974－6
□定　　价　35.00 元